Jaspreet Badwal
Simarpreet Singh Batra

# Tratamento de fracturas zigomáticas com placas e parafusos biodegradáveis

AF671975

Jaspreet Badwal
Simarpreet Singh Batra

# Tratamento de fracturas zigomáticas com placas e parafusos biodegradáveis

ScienciaScripts

**Imprint**



Cover image: www.ingimage.com

This book is a translation from the original published under ISBN 978-3-659-83231-4.

Publisher:
Sciencia Scripts
is a trademark of
Dodo Books Indian Ocean Ltd. and OmniScriptum S.R.L publishing group

120 High Road, East Finchley, London, N2 9ED, United Kingdom
Str. Armeneasca 28/1, office 1, Chisinau MD-2012, Republic of Moldova, Europe
Printed at: see last page
**ISBN: 978-620-8-22833-0**

# ÍNDICE DE CONTEÚDOS

# 1. INTRODUÇÃO

A estética facial depende intimamente dos seus suportes ósseos. A rutura de uma pequena porção dos ossos faciais implica geralmente uma grande desfiguração.[115] O complexo zigomático, um dos principais pilares do esqueleto facial, é a principal estrutura da face média lateral. O zigoma, o osso espesso e forte, tem uma forma aproximadamente quadrilateral, com uma superfície externa convexa (bochecha) e uma superfície interna côncava (temporal). A convexidade na superfície externa do corpo zigomático forma o ponto de maior proeminência da bochecha. Por conseguinte, o zigoma desempenha um papel importante no contorno facial.[58]

Tem havido um aumento considerável na incidência de traumas maxilofaciais devido à crescente motorização, industrialização e velocidade. As fracturas do complexo zigomático seguem de perto esta tendência.

Os princípios e técnicas de diagnóstico e tratamento das fracturas do complexo zigomático evoluíram drasticamente no último século. A redução fechada sem fixação adequada resultou em muitos relatos de instabilidade pós-operatória. Estas falhas acabaram por levar a uma ênfase na redução aberta e fixação interna das fracturas do osso zigomático. Considerações teóricas, experiências fotoelásticas e mecânicas mostraram a progressão de fios metálicos para placas metálicas para fixação interna.

A utilização de placas e parafusos ósseos metálicos para a fixação interna de fracturas é considerada um método fiável para conseguir uma consolidação sem perturbações das fracturas. No entanto, existem desvantagens inerentes aos sistemas metálicos de fixação rígida, tais como 138

1. Proteção contra as tensões.
2. Sensibilidade térmica, palpabilidade a longo prazo.
3. Interferência com a imagiologia.
4. Interferência no crescimento craniofacial em crianças.
5. Dor, infeção, deiscência da ferida.

6. A necessidade de remoção posterior.

7. Corrosão, acumulação de metais nos tecidos.

8. Hipersensibilidade ao titânio.

As preocupações clínicas associadas aos sistemas de fixação metálicos encorajaram o desenvolvimento de hardware biodegradável que é forte, biocompatível, adaptável e proporciona estabilidade suficiente para permitir a consolidação da fratura e depois biodegradar-se rapidamente sem muitas reacções adversas. Os polímeros biodegradáveis têm o potencial de oferecer aos clínicos o sistema de fixação ideal com as seguintes vantagens

1. As tensões funcionais são gradualmente transferidas para o osso, pelo que não existe um efeito de proteção contra as tensões no osso subjacente. [11,144]

2. Não é necessária uma segunda operação para a remoção de placas e parafusos. [10]

3. Os polímeros são radiolucentes e não interferem com as imagens de diagnóstico pós-operatório. [10]

4. Não prejudica o crescimento craniofacial em crianças[138] e é uma escolha lógica para utilização nos ossos maxilares em desenvolvimento com dentição mista. [121]

5. Os materiais ou os seus produtos de degradação não têm potencial carcinogénico, mutagénico, teratogénico, alérgico ou tóxico. [144]

6. Eliminação da palpabilidade e visibilidade do implante a longo prazo.

Assim, o presente estudo tem como objetivo a avaliação de fracturas isoladas do osso zigomático tratadas por redução aberta e fixação interna estável, utilizando um sistema de placas monocorticais bioreabsorvíveis em pacientes que se apresentam no Departamento de Cirurgia Oral e Maxilofacial, Guru Nanak Dev Dental College and Research Institute, Sunam, Punjab, em termos de estabilidade, função, complicações e estética.

# 2. OBJECTIVO DO ESTUDO

O objetivo do presente estudo é avaliar a viabilidade, a utilização e as complicações associadas ao sistema de osteossíntese de copolímero biodegradável de 2,0 mm para fixação de fracturas isoladas do osso zigomático na população desta parte da Índia.

# 3. OBJECTIVOS E METAS

O presente estudo tem como objetivo avaliar o papel das placas bioreabsorvíveis no tratamento de fracturas isoladas do osso zigomático em termos de:

1. Etiologia das fracturas do osso zigomático.
2. Incidência de fracturas do osso zigomático em função da idade e do sexo.
3. Incidência de caraterísticas clínicas.
4. A estabilidade da fixação proporcionada pelo sistema de placas bioreabsorvíveis.
5. Restauração da função após redução aberta e fixação interna utilizando este sistema.
6. Complicações pós-operatórias associadas à utilização de sistema de osteossíntese bioreabsorvível em fracturas do osso zigomático.

# 4. BIOQUÍMICA DA OSTEOSSÍNTESE REABSORVÍVEL DISPOSITIVOS

Os materiais biodegradáveis utilizados na cirurgia craniomaxilofacial têm sido objeto de investigação constante há mais de quatro décadas. A aplicação de dispositivos bioreabsorvíveis para a fixação de fragmentos ósseos maxilofaciais foi relatada pela primeira vez por **Kulkarni RK et al** em 1966. [80] Foram então efectuadas várias tentativas para produzir um material ideal e avaliar as possíveis aplicações clínicas. Passaram mais de 20 anos até que o primeiro relatório clínico fosse publicado. Este dizia respeito à fixação de fracturas do osso zigomático com placas e parafusos de poli-L-lactida (PLLA). [126]

Os requisitos de um dispositivo de fixação reabsorvível ideal podem ser destacados como [126]

1. Não deve ser tóxico, carcinogénico, teratogénico, mutagénico, alergénico ou imunogénico.
2. Deve ser biocompatível, causando apenas reacções tecidulares locais mínimas e sem reacções sistémicas.
3. Deve proporcionar estabilidade suficiente para permitir a consolidação de fracturas e osteotomias sem afetar negativamente a consolidação e a resistência óssea.
4. Deve ser fácil de manusear.
5. Não deve interferir com a imagiologia pós-operatória (TAC e RMN) ou com a radioterapia pós-operatória.
6. Deve desintegrar-se totalmente após a cura da fratura.

MATERIAIS ACTUALMENTE UTILIZADOS [126, 130, 151]

Os materiais utilizados nos dispositivos biodegradáveis de fixação de fracturas são polímeros de elevado peso molecular. Os materiais sintéticos mais frequentemente utilizados são os poli-ácidos hidroxilo: polímeros e co-polímeros de ácido poliláctico (PLA), ácido poliglicólico (PGA) e polidioxanona (PDS). A proporção de cada polímero varia consoante a aplicação prevista do implante específico, de modo a que a resistência, a maleabilidade e o perfil de degradação se adaptem melhor aos requisitos clínicos.

A recente mistura destes polímeros com carbonato de trimetileno (TMC) para aumentar a sua flexibilidade permitiu o desenvolvimento de um material biocompatível e bioreabsorvível adequado para utilização no tratamento de fracturas faciais. A sua aplicação inicial era limitada devido às fracas propriedades mecânicas, mas com o desenvolvimento de fibras altamente orientadas no eixo longitudinal do poliéster, que melhoraram o módulo de elasticidade à tração e à flexão, foi possível a sua utilização no tratamento de fracturas faciais. Os polímeros são sintetizados pelo método habitual de polimerização por abertura de anel e convertidos em placas por moldagem por compressão e parafusos por moldagem por injeção.

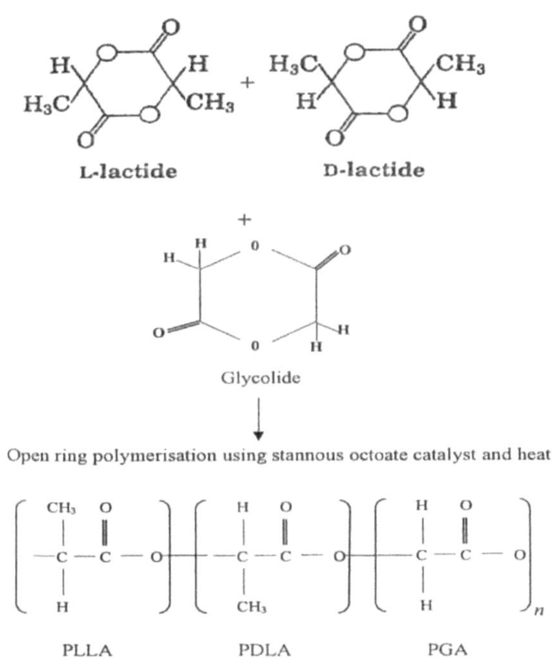

O monómero de lactido proporciona uma maior retenção de resistência, mas quando utilizado sozinho como homopolímero, resulta num tempo de absorção mais longo. A incorporação do monómero glicolídeo no polímero encurta o tempo de absorção e reduz a retenção de resistência. A incorporação do monómero D-Lactide reduz a cristalinidade, facilitando assim a contenção do implante no bloco operatório. O D-Lactide também proporciona uma melhor retenção de força e é mais bem preservado do que os glicolídeos.

**Ácido poliláctico (PLA) :**

O PLA é um polímero semi-cristalino, de cor clara, com uma temperatura de transição vítrea de 570C e um ponto de fusão de 1740C. O PLA pode existir em quatro formas, consoante a configuração Levo (L) e Dextro (D). Em aplicações clínicas, o PLA tem sido utilizado como poli-L-lactido puro (PLLA) e como copolímero de poli-D,L-lactido (PDLLA).

**Poli-L-lactido (PLLA) :**

O ácido poli-L-lático puro (PLLA) tem melhores propriedades de resistência em comparação com o PLA (resistência à flexão até 240 Mpa). A perda de resistência nos tecidos ocorre lentamente. A natureza altamente cristalina e hidrofóbica prolonga a sua biodegradação nos tecidos. **Bergsma JE et al (1993)**[11] relataram uma resposta tecidular tardia a placas e parafusos ósseos de PLLA de elevado peso molecular na fixação de nove fracturas zigomáticas. Os seus pacientes relataram um inchaço na área da cirurgia. Segundo os autores, o PLA induz uma intensa reação inflamatória devido ao aumento da pressão osmótica causada pela sua desintegração em pequenas partículas.

**Copolímero de ácido D- e L-lático (PDLLA) :**

Em vez de utilizar o PLLA isoladamente, pode ser utilizado em combinação com o seu isómero ótico D- (DLA). Este copolímero PDLLA, com 30% de D-lactido e 70% de L-lactido, tem um tempo de reabsorção mais curto de 2 a 3 anos. Oferece a vantagem de preservar a propriedade de retenção da resistência e de melhorar a contenção do implante devido à ausência de formação de cristais durante a degradação. Não foram registadas reacções clinicamente manifestadas com o copolímero.

**Ácido poliglicólico (PGA) :**

O PGA é um polímero cristalino duro com um ponto de fusão de cerca de 2242260C, com uma temperatura de transição vítrea de 360C. As propriedades mecânicas perdem-se no prazo de seis meses e o PGA é completamente absorvido em menos de um ano. O PGA reduz a retenção da resistência quando é co-polimerizado com PLA, embora reduza o tempo de absorção. O PGA puro tem a desvantagem de apresentar reacções adversas sob a forma de inchaço ou fístulas. Num estudo realizado por **Bostman OM et al (1990),**[16] , uma reação de corpo estranho clinicamente manifestada, sob a forma de um inchaço flutuante, ocorreu em 7,9% dos doentes após uma média de 12 semanas desde o procedimento cirúrgico. Após drenagem imediata, a descarga diminuiu em 3 semanas.

**Copolímeros de ácido poli-L-lático (PLLA) e ácido poli-glicólico (PGA) :**

O PLLA e o PGA foram polimerizados em diferentes proporções. O copolímero (8082% PLLA : 18-20% PGA) é substancialmente amorfo, retém 70% da sua resistência inicial durante 6-8 semanas e degrada-se no prazo de 1 ano. Um ligeiro inchaço localizado é um fenómeno frequente com o copolímero. Este fenómeno pode estar associado ao componente PGA.

**Polidioxanona (PDS) :**

O PDS é um polímero incolor e cristalino. A temperatura de transição vítrea do PDS é de $-16^0$ C. A esta temperatura, o material torna-se rígido. O ponto de fusão do PDS é de 1100C. O PDS é dúctil e semelhante à borracha à temperatura ambiente, o que o torna adequado para utilização em material de sutura durante lesões de tecidos moles, tendões e ligamentos. O PDS degrada-se por hidrólise. Mantém a resistência mecânica durante algumas semanas e é completamente absorvido ao fim de seis meses. Tem sido utilizado principalmente como suturas, cordas, pinos e parafusos em cirurgia ortopédica. **Gogolewski et al (1998)**[126] sugeriram que o polilactido é uma melhor alternativa ao PDS na reconstrução orbital. Também tem sido utilizado como copolímero com polilactida para o fabrico de bandas e parafusos sem cabeça, para estabilização após trepanação osteoplástica e correcções cirúrgicas de deformidades craniofaciais congénitas.

**Biodegradação do terpolímero (PLLA/PDLA/PGA) :**

A taxa de absorção dos poli(a-hidroxipoliésteres) depende de :

- Composição
- Peso molecular
- Pureza do polímero
- Morfologia do polímero
- Local de implantação
- Área de superfície do implante

O tripolímero degrada-se hidroliticamente nos respectivos ácido lático e ácido glicólico.

**Utilizações do polímero absorvível :**

1. Suturas absorvíveis
2. Implantes ortopédicos
3. Libertação controlada de fármacos.

**Ciclo de biodegradação (Suuronen et al)**[130]

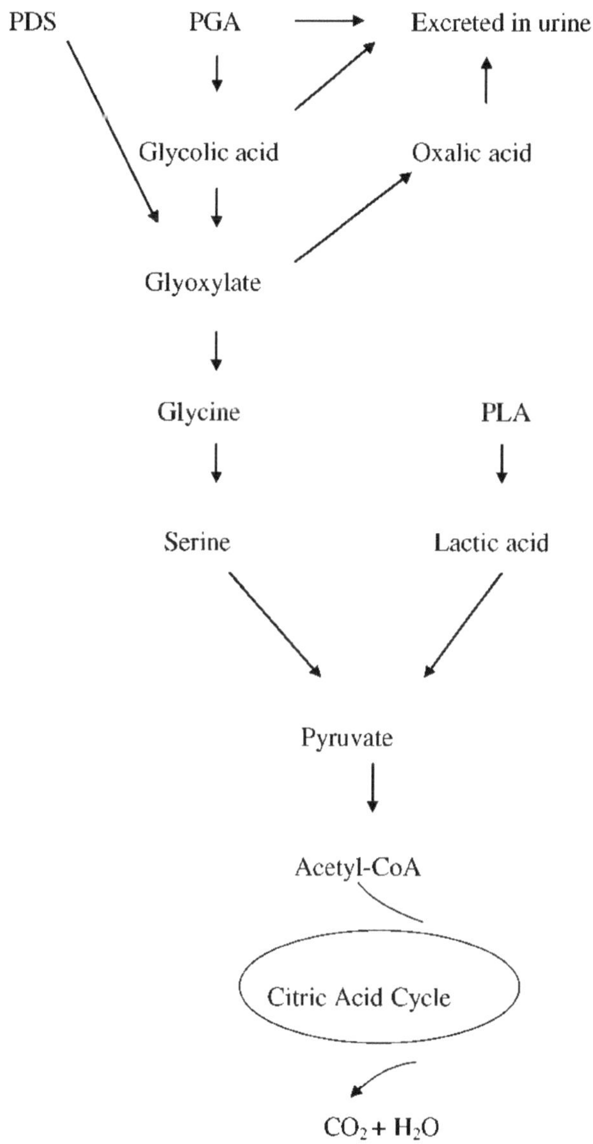
PDS
PGA
Excreted in urine
Glycolic acid
Oxalic acid
Glyoxylate
Glycine
PLA
Serine
Lactic acid
Pyruvate
Acetyl-CoA
Citric Acid Cycle
$CO_2 + H_2O$

**Reacções adversas :**

O PGA e o PLLA puros já não são utilizados devido às reacções adversas. Atualmente, é preferível utilizar o copolímero PGA/PLA, uma vez que provoca reacções negligenciáveis de corpos estranhos.

**Cicatrização de fracturas com placa óssea absorvível:**

Um dos principais inconvenientes dos dispositivos de fixação metálicos tem sido a osteopenia induzida pela proteção contra o stress, devido à diferença entre o módulo de elasticidade dos implantes metálicos (100-200 Gpa) e o do osso (10-20 Gpa). O polímero absorvível tem um módulo de elasticidade comparável ao do osso, pelo que permite uma melhor transferência das tensões funcionais do implante para o osso, à medida que o polímero sofre a sua degradação natural e a cicatrização óssea progride.

# 5. REVISÃO DA LITERATURA

As tentativas de tratamento das fracturas faciais foram registadas nos séculos 25-30 a.C.. O **Papiro de Smith** e provavelmente o primeiro documento que descreve as várias modalidades de tratamento das fracturas zigomáticas.

**Duverney JG (1751)**[115] descreveu a anatomia, o tipo de fracturas observadas e a abordagem de redução em dois casos de fratura do zigoma. Reconhecendo a importância da redução para uma cicatrização adequada, Duverney tirou partido das forças mecânicas dos músculos masseter e temporal sobre o zigoma na sua abordagem às técnicas de redução fechada.

**Ferrier M (1825)**[115] tentou reduzir uma fratura do osso zigomático através de uma incisão acima do arco zigomático, mas o seu assistente, M. Rolland, observou que, assim que a aponeurose externa do músculo temporal foi cortada, a espátula foi introduzida com facilidade e, com o movimento como alavanca, as extremidades fracturadas foram elevadas e colocadas na posição natural.

**Strohmeyer L (1844)**[115] propôs o tratamento da fratura do arco zigomático em doentes com um quadro clínico de deformidade acentuada da proeminência da bochecha e dificuldade em mastigar e engolir. Ele sugeriu colocar um gancho afiado atrás do arco zigomático através da pele sem fazer uma incisão e puxar os fragmentos de volta à posição normal.

**Traves F (1896)**[115] aconselhou que, no caso de uma fratura da parede antral, é necessário perfurar o antro através da fossa canina e introduzir um instrumento para forçar as paredes para fora.

**Cheyne WW e Burghard FF (1901)**[115] sugeriram a realização de uma pequena incisão anterior ao músculo masseter e a introdução de um raspador por baixo para levantar o osso zigomático fracturado. Foi ainda referido que deveria ser feita uma incisão quase horizontal sobre a arcada, a fratura exposta e os ossos perfurados e fixados com fio de prata, para os casos em que o procedimento anterior falhasse.

**Lothrop HA (1906)**115 foi o primeiro a descrever uma antrostomia que atingia o zigoma fracturado através do antro de Highmore abaixo do corneto inferior. Isto permitiu a rotação do zigoma fracturado para cima e para fora para uma redução adequada. Defendia que, após a aproximação ao antro através da fossa canina, a ponta de um som francês n.º 24 deveria ser levada até ao ápice do antro, ou seja, diretamente oposta ao osso malar, sendo a força dirigida de forma a tender a recolocar o malar na sua posição normal. Após a redução, devem ser introduzidas cuidadosamente tiras compridas e muito estreitas de gaze iodofórmica e de gaze esterilizada, de modo a tamponar o antro.

**Keen WW (1909)**115 categorizou as fracturas zigomáticas como sendo do arco, do corpo ou da disjunção sutural. Ele foi o primeiro a descrever uma abordagem intraoral do arco zigomático através de uma incisão no sulco gengivo-bucal.

**Gillies HD, Kilner TP et al (1927)**115 foi o primeiro a criar uma incisão efectuada atrás da linha do cabelo e sobre o músculo temporal para alcançar o osso malar. Gillies descreveu ainda a utilização de um pequeno e fino elevador que é deslizado sob o osso deprimido, permitindo ao cirurgião utilizar a alavanca do elevador para reduzir a fratura. A sua técnica baseava-se no trabalho de **Dupuytren G** (1847)115 que descobriu, por acaso, a importante relação entre a fáscia temporal e o músculo como via de acesso ao osso zigomático e ao arco no tratamento de uma fratura composta. O método de Gillies continua a ser utilizado atualmente para elevar o arco.

**Gill WD (1928)** 115 discutiu o tratamento de fracturas mal unidas do complexo zigomático. Aconselhou que, se o calo for firme, pode ser possível abrir a linha de fratura com um cinzel, introduzido através de uma pequena incisão na pele, e elevar o fragmento deprimido por tração. Afirmou ainda que, normalmente, é necessário manter o fragmento assim reduzido em posição através de alguma forma de fixação, como uma sutura com fio de prata.

**Shea JJ (1931)**115 descreveu uma técnica em que um instrumento adequado, como o som francês nº 24, é aplicado ao aspeto antral do osso zigomático deprimido, passando-o através de uma antrostomia intra-nasal. Esta abordagem "cega" não permitiria a introdução de um pacote antral.

**Adams WM (1942)**, reconheceu a necessidade de uma maior estabilização em fracturas mais cominutivas e foi um dos primeiros a escrever sobre a fixação interna com fio. Esta técnica continuou a ser o tratamento de base durante muitos anos. O seu método baseava-se no princípio de suspender a parte móvel inferior, a partir de uma parte firme e estável acima da fratura, através de fios subcutâneos.

**Brown JB, Fryer L, e McDowell F (1951)**[19] foram outros defensores da fixação interna com pinos de arame. Na sua publicação, descreveram a utilização de fios de Kirschner, isoladamente ou em combinação com fios diretos, com o objetivo de estabilizar fracturas do terço médio da face.

**Anthony DH (1952)**[115] concebeu um balão antral que foi inserido através de uma antrostomia intra-nasal e cheio com água suficiente para deslocar os ossos deslocados e fracturados da órbita para além da posição normal, o que por vezes requer um a cinco minutos de pressão constante.

**Dingman RO e Natvig P (1964)**[115] concluíram que a maioria das fracturas deslocadas do zigoma deve ser tratada por redução aberta e fixação direta com fio. Verificaram que nas fracturas do zigoma tratadas com uma técnica de redução fechada, apesar de a fratura ter sido reduzida num ponto, o osso voltava a deslocar-se devido a forças extrínsecas.

A osteossíntese tornou-se uma realidade para as fracturas faciais na década de 1970. O grupo suíço AO e a Associação para o Estudo da Fixação Interna (**AO/ASIF**) desenvolveram a fixação com miniplacas.

**Kulkarni RK, Pani KC et al (1966)**[80] foram os primeiros a relatar a fixação biodegradável para imobilização de fracturas do esqueleto maxilofacial.

**Cutright DE e Hunsuck EE (1971)**[33] afirmaram que o PLA se degrada lentamente quando utilizado para fixação mandibular em macacos. Essa degradação não interfere na união óssea e na cicatrização e elimina a necessidade de um segundo procedimento cirúrgico para a remoção do aparelho.

**Kulkarni RK, Moore EG et al (1971)**[79] utilizaram hastes de ácido poli-D/L-lático (PDLLA) para fixar fracturas mandibulares experimentais em cães. Foram utilizados pinos de aço inoxidável do mesmo tamanho como controlo. A taxa de cicatrização foi semelhante em ambos os grupos.

**Getter L e Cutright DE (1972)**[62] utilizaram placas e parafusos de ácido poliláctico na redução de fracturas mandibulares em 6 cães. Não foram utilizados outros meios de imobilização em nenhum animal. Os animais foram sacrificados às 4, 6, 8, 12 e 32 semanas. Os autores concluíram que este material é bem tolerado pelos tecidos e pode ser moldado na sala de operações.

**Cutright DE e Hunsuck EE (1972)**[34] utilizaram ácido poliláctico biodegradável para a reparação de fracturas do pavimento orbital. Foram utilizados doze macacos Macaca Rhesus na experiência. Após a fratura, foi inserida no pavimento orbital uma folha de ácido poliláctico com cerca de 1,5 mm de espessura. Os animais foram mortos, dois de cada vez, às 4, 8, 12, 18, 24 e 38 semanas. Na reparação de fracturas blow-out, a reabsorção do ácido poliláctico (PLA) foi realizada por um processo fagocítico peculiar que envolveu células fagocíticas, células gigantes e projecções vilosas. A compatibilidade do PLA com os tecidos foi considerada muito boa. Clinicamente, a função do olho era normal. Este estudo confirma estudos anteriores relativos à tolerância dos tecidos ao PLA.

**Pozatek ZW, Leonard BK et al (1973)**[105] preferiram tratar a fratura deslocada do complexo zigomático por redução aberta. Foi utilizada a abordagem lateral da sobrancelha com ou sem fixação direta com fio. Este método foi complementado com um pacote antral ou um fio infra-orbital direto através de uma incisão infra-orbital ou do tipo blefaroplastia.

**Michelet BG, Frame JW et al (1973)**[90] apoiaram ainda mais o sucesso das miniplacas. Eles continuaram a desenvolver técnicas para redução e fixação de fraturas faciais usando miniplacas. Para fracturas instáveis e deslocadas do zigoma, verificou-se que as miniplacas estabilizavam eficazmente os ossos com o mínimo de complicações. As complicações registadas foram atribuídas à técnica cirúrgica e não ao sistema de placas.

**Cutright DE, Perez B et al (1974)**35 estudaram as taxas de degradação de polímeros de ácidos poliláctico e poliglicólico. Os seus resultados mostraram que as taxas de degradação podiam ser variadas alterando a composição do material. Não foi observada nenhuma evidência de resposta inflamatória. Verificou-se uma excelente tolerância dos tecidos a estes materiais.

**Souryis F e Caravel JB (1974)**124 apoiaram o conceito de que a osteossíntese com placas e parafusos proporciona uma fixação fiável em todos os planos e quase elimina a necessidade de fixação adicional.

**Yee KF, Cravens J et al (1975)**152 afirmaram que o desequilíbrio do músculo ocular é uma complicação comum nas fracturas do complexo zigomaticomaxilar. O envolvimento pode ser direto, causado pelo aprisionamento do músculo ou do tendão na fratura; ou indireto, produzido por danos centrais ou periféricos nos nervos cranianos que fornecem os músculos, edema orbital maciço ou hemorragia. Os autores descreveram um caso de paralisia completa dos músculos extra-oculares causada por uma redução crítica do tamanho da órbita como resultado de uma fratura do complexo zigomaticomaxilar.

**Banovetz JD e Duvall AJ (1976)**8 apresentaram um simpósio sobre fracturas zigomáticas. Eles afirmaram que o zigoma ou a eminência malar geralmente fraturam como uma unidade. Todas as seqüelas - diplopia, enoftalmia e ptose - poderiam ser evitadas com uma cirurgia imediata; portanto, a importância do diagnóstico precoce foi enfatizada. Os casos foram melhor avaliados pela radiografia de projeção de Water. Quando o ZMC fratura como uma massa única, a redução é conseguida com sucesso através de métodos simples de elevação. Os cuidados pós-operatórios são mínimos para a fratura malar. Os pacotes antrais, quando utilizados, devem ser deixados durante

3-6 semanas. As complicações são raras, sendo a complicação mais comum a sinusite maxilar recorrente.

**Gerlock AJ e Sinn DP (1977)**[61] descreveram achados clínicos específicos associados a cada fragmento ósseo deslocado do complexo zigomático. Referiu que a parestesia ou anestesia da bochecha está presente quando a fratura está presente no processo infra-orbital ou no pavimento orbital.

**Tajima S (1977)**[133] relatou os resultados de uma série de fracturas experimentais do complexo zigomático no crânio seco e correlacionou os achados com uma investigação clínica sobre distúrbios sensoriais do nervo infra-orbital, da polpa dentária e dos tecidos periodontais em 23 pacientes tratados por redução aberta. 43% dos pacientes recuperaram a sensibilidade na bochecha após 2-3 meses, 70% após 3-5 meses e 90% a partir de 7-9 meses de pós-operatório. A recuperação da sensibilidade no lábio superior demorou cerca de 3 meses mais, tendo em conta a maior distância percorrida pelo nervo em regeneração.

**Matsunaga RS, Simpson W et al (1977)**87 trataram 1200 pacientes com fracturas malares para desenvolver um protocolo simplificado para o tratamento de fracturas malares. Concluíram que a redução e fixação satisfatórias das fracturas malares são conseguidas utilizando o protocolo de pinos de arame internos.

**Larsen OD e Thomsen M (1978)**[81] compararam três modalidades diferentes de tratamento de fracturas zigomáticas. O método de Gillie foi considerado satisfatório em 64% dos casos. A malunião foi observada num terço dos pacientes tratados com fios transósseos, pelo que este tratamento parece ser frequentemente insuficiente.

**Karlan M e Cassisi NJ (1979)**[72] apresentaram um estudo de quatro partes sobre os resultados cosméticos da técnica de redução da fratura zigomática. Os autores concluíram que o alinhamento da fratura em três pontos e a fixação em dois pontos estáveis proporcionam resultados pós-operatórios satisfatórios mais precisos. As fixações intra-ósseas de dois pontos na fratura do contraforte e na fratura fronto-zigomática são adequadas para a cirurgia. A incisão do sulco gengivobucal pode ser utilizada para alinhar o rebordo infra-orbital, enquanto a abordagem transconjuntival é adequada para a reparação do pavimento orbital.

**Afzelius LE e Rosen C (1979)**[1] realizaram um estudo retrospetivo dos registos médicos de 214 pacientes com fracturas malares para obter os resultados a longo prazo e foi feito um acompanhamento através de um questionário. Entre os pacientes tratados cirurgicamente que responderam ao questionário, 89 de 143 relataram queixas diferentes. A anestesia na face e a diplopia foram as queixas mais comuns. A reativação da função do nervo infraorbitário pareceu ser um processo mais demorado do que se supunha anteriormente. De acordo com os autores, a avaliação pré-operatória da motilidade ocular foi a mais importante.

**Schotland C e Spiessl B (1984)**[120] afirmam que as fracturas do osso zigomático devem ser reduzidas o mais cedo e com a maior precisão possível. A osteossíntese por meio de fios é geralmente suficiente se for necessária uma fixação interfragmentária. Qualquer outra medida de descompressão primária ao nível do nervo deve ser omitida. Isto ajudará a evitar sequelas tardias graves no nervo infraorbitário (1,3%). A redução tardia, bem como as medidas tardias para efetuar a descompressão, teriam definitivamente um mau prognóstico.

**Wessberg GA, Wolford LM et al (1981)**[147] estudaram as considerações oftalmológicas relacionadas com o traumatismo maxilofacial. Os autores sugeriram a realização de uma avaliação oftalmológica sistemática em pacientes com traumatismo maxilofacial para o diagnóstico correto do envolvimento orbital.

**Pospisil OA e Fernando TD (1984)**[104] estudaram o uso da incisão de blefaroplastia inferior como abordagem cirúrgica para fraturas zigomático-orbitais. Foi observado ectrópio transitório em 37% dos pacientes, no pós-operatório. Concluíram que o principal fator que contribuiu para o desenvolvimento de ectrópio foi o edema presente no dia da cirurgia e recomendaram que o tratamento cirúrgico pode ser adiado até que todo o edema tenha diminuído.

**Vert M, Christel P et al (1984)**[144] afirmam que o ácido poliglicólico tem um tempo de degradação muito curto, o que o torna inadequado para ser utilizado isoladamente como material de fixação interna.

**Qua Yle AA e El-Bradawl H (1984)**[106] estudaram a utilização da ligadura reabsorvível de PDS como alternativa à ligadura de fio transósseo. Resumiram os condicionalismos da utilização destes materiais e propuseram-nos como alternativa reabsorvível ao fio de aço inoxidável como meio de fixação transóssea em cirurgia maxilofacial.

**Rowe NL e Williams JL (1985)**[115] afirmaram que, em comparação com outros métodos de suspensão e fixação, a utilização de placas ósseas miniaturizadas para fixação interna proporciona uma maior estabilidade das fracturas do terço médio da face após a redução.

**Champy M, Pape HD et al (1986)**[27] descreveram as complicações da placa como infeção da ferida, deiscência da ferida, fratura da placa e união retardada. A infeção tardia foi atribuída à não utilização de pelo menos dois parafusos em cada lado da fratura, o que levou a uma imobilização inadequada dos fragmentos.

**Champy M e Lodde JP (1986)**[26] afirmaram que a redução às cegas por meio de gaze ou balão insuflável no seio maxilar não controlava necessariamente a herniação do conteúdo orbitário nem verificava a redução em três planos espaciais, embora permitisse a redução de fracturas do pavimento orbitário. Os autores utilizaram uma única placa óssea na região frontozigomática em 342 fraturas isoladas do CMZ e verificaram que apenas seis tiveram um resultado insatisfatório.

**Kristensen S e Tveteras K (1986)**[77] apresentaram um estudo retrospetivo de fracturas zigomáticas com o objetivo de analisar complicações tardias e avaliar diferentes classificações radiográficas. O estudo incluiu 109 doentes com 111 fracturas zigomáticas, em que 34% dos doentes apresentavam perturbações sensoriais, 6% enoftalmia e 1% diplopia. No estudo, a frequência das perturbações sensoriais diminuiu de 65% inicialmente para 34% no seguimento. Esta redução foi independente do tratamento e ilustrou a incapacidade de regeneração espontânea do nervo infra-orbital.

**Bos RRM, Boering G et al (1987)**[13] utilizaram placas e parafusos de poli(L-lactido) reabsorvíveis para a fixação de ponto único de fracturas zigomáticas. Dez pacientes com fracturas zigomáticas instáveis foram tratados com placas e parafusos reabsorvíveis de poli (L-lactide) (PLLA). Os resultados mostraram que este método de fixação proporcionou uma boa estabilidade durante um período suficientemente longo para permitir uma cicatrização sem intercorrências da fratura.

**Eisele DW e Duckert LG (1987)**[44] realizaram um estudo sobre a estabilização de ponto único de fracturas zigomáticas com a placa de minicompressão. Nessa altura, foi introduzido um novo sistema de placas de compressão dinâmica "mini", concebido especificamente para fracturas zigomáticas e que permitia a estabilização de um único ponto. A estabilização satisfatória de fracturas zigomáticas deslocadas foi conseguida de forma consistente com este método. A placa e os parafusos são substancialmente mais pequenos do que os normalmente utilizados nas fracturas mandibulares, facilitando a ocultação cosmética. Existem vantagens teóricas deste sistema de placas que se aplicam à geometria única da fratura zigomática.

**Kellman RM e Schilli W (1987)**[73] afirmaram que as placas de aço inoxidável podem provocar intolerância ao frio em climas mais frios, causando desconforto ao doente e obrigando à sua remoção.

**Jungell P e Lindqvist C (1987)**[68] estudaram 68 casos com fracturas do complexo zigomático. Destes, 56 apresentavam perturbações sensoriais do nervo infra-orbital. Os autores verificaram que a regeneração do nervo infra-orbital ocorre principalmente durante a primeira e segunda semanas pós-traumáticas. Na sua opinião, é provável que uma melhoria muito ligeira possa ser antecipada vários meses após o traumatismo.

**Cornah J, Wallace J (1988)**29 estudaram o uso da polidioxanona (PDS) como material para suspensão e fixação interna. Concluíram que esta combinação de resistência persistente e reabsorvibilidade os torna uma alternativa para o tratamento de fracturas maxilares por suspensão e fixação.

**De Man KD e Bax WA (1988)**[37] avaliaram 106 pacientes com uma fratura isolada do complexo zigomático. Trinta e oito pacientes foram submetidos a fixação com fios interósseos e 68 (64%) pacientes foram tratados com uma única miniplaca através da sutura frontozigomática. No grupo com fixação com fio, 50% sofreram redução persistente da sensibilidade na região infra-orbitária no exame de acompanhamento, enquanto no grupo com osteossíntese com miniplaca apenas 22,1% apresentaram sequelas neurológicas persistentes. Com base nestes resultados, os autores recomendam a osteossíntese com miniplaca em todas as fracturas instáveis do osso zigomático com deslocamento.

**Jones JK e Van Sickels JE (1988)**[67] apresentaram uma revisão do conceito de fixação rígida no tratamento de fracturas faciais. Concluíram que o fator mais importante no processo normal de cicatrização é a estabilidade no local da fratura e que os movimentos no local da fratura atrasam a cicatrização.

**Bos RRM, Rozema F et al (1989)**[14] utilizaram placas e parafusos ósseos sintetizados a partir de PLLA, para a fixação de fracturas mandibulares criadas artificialmente em ovelhas. Verificaram que a cicatrização da fratura decorreu sem problemas e sem formação de calos visíveis. O sistema de fixação reabsorvível proporcionou uma boa estabilidade durante um período suficientemente longo para permitir a consolidação normal da fratura.

**Bos RRM, Rozema F et al (1989)**[15] realizaram um estudo sobre a fixação interna de fracturas mandibulares criadas artificialmente em 6 cães com placas e parafusos fabricados a partir de um bloco de poli(L-Lactide). Concluíram que as placas e parafusos de PLLA bioabsorvíveis pareciam ser uma alternativa atractiva para a fixação interna de fracturas mandibulares e, certamente, para fracturas menos carregadas do esqueleto humano. A necessidade de remover a osteossíntese metálica pode ser evitada. Confirmaram que o PLLA é bem tolerado pelo corpo e não dá origem a qualquer inflamação clinicamente detetável ou reação de corpo estranho.

**Moberg LE, Nordenram A et al (1989)**[91] apresentaram um estudo para apontar a ocorrência de corrosão associada ao uso de implantes metálicos para estabilizar fracturas da mandíbula. Três tipos diferentes de placas - liga de cobalto-crómio, liga de níquel-crómio e titânio, foram ligadas in vivo à superfície óssea mandibular de macacos. Com exceção do titânio, foi encontrada uma concentração mais elevada de todos os elementos no tecido próximo dos implantes, em comparação com os controlos contralaterais.

**Ravindranathan N, Yeo JF et al (1989)**[110] apresentaram um caso de cegueira traumática após fratura malar. Sugeriram como possível etiologia uma fratura e rutura do canal ótico, resultando em compressão direta ou laceração do nervo ótico e/ou oclusão da artéria oftálmica.

**Stanley RB (1989)**[125] apresentou um estudo propondo o arco zigomático como guia para a reconstrução de fracturas malares cominutivas. O autor afirmou que a redução tradicional de três pontos pode não restaurar a projeção adequada da proeminência malar após uma fratura deslocada do zigoma se dois dos três pontos anteriores de realinhamento estiverem cominuídos. Nestes casos, a reconstrução da quarta ou posterior projeção, o arco zigomático, aumentou a precisão da reconstrução multidimensional. Embora a abordagem alargada necessária para reparar o arco tenha aumentado o tempo operatório e possivelmente o tempo de hospitalização, a sua utilização foi justificada pelos melhores resultados em doentes selecionados com lesões graves do zigoma.

**Davidson J e Nickerson D (1990)**36 analisaram diferentes métodos de fixação interna de fracturas simples deslocadas do zigoma, numa tentativa de definir o(s) método(s) mais simples para obter estabilidade pós-redução. A análise dos dados sugeriu que, embora a fixação de três pontos, utilizando miniplacas ou fios interósseos, não permita praticamente nenhuma deslocação, a fixação de dois pontos e, nalguns casos, a fixação de um ponto proporcionam uma estabilidade aceitável.

**Rozema FR e Levendag PC (1990)**[117] estudaram a influência das placas e parafusos ósseos de poli (L-lactídeo) nas distribuições de dose dos feixes de radioterapia. O estudo mostrou que a placa de PLLA não influencia os feixes de electrões e fotões. Verificou-se a ausência de retrodifusão na frente da placa, ao passo que se observou uma mistura de dispersão e absorção atrás da placa. Por conseguinte, considerou-se que as placas eram equivalentes aos tecidos.

**Zide MF e Wu J (1990)**[156] apresentaram um estudo anatómico para avaliar a colocação segura de orifícios para parafusos na região da sutura zigomático-frontal para estabilização de fracturas do zigoma. Recomendaram que, ao perfurar mais de 12 mm acima da sutura zigomático-frontal, o cirurgião deve colocar a broca num ângulo agudo em relação à testa para evitar a invasão craniana. Também sugeriram o uso rotineiro de medidor de profundidade para medição e parafusos pequenos (4 a 6 mm.) para fixação da placa nessa região.

**al-Quirainy IA, Stassen LF et al (1991)**58 realizaram um estudo sobre diplopia após fracturas do terço médio da face. Concluíram que a reconstrução cirúrgica precoce de fracturas do terço médio da face, com tratamento conservador dos distúrbios de motilidade concomitantes, resultou em muito poucos doentes com diplopia a longo prazo.

**Suuronen R (1991)**[131] comparou parafusos absorvíveis auto-reforçados de poli-L-lactídeo e parafusos metálicos na fixação de osteotomias do côndilo mandibular em ovelhas. A consolidação das osteotomias fixas pareceu ser mais rápida no grupo do polilactido do que no grupo metálico. Não se registaram complicações na cicatrização das osteotomias fixas.

**Bostman OM (1991)**[17] estudou as alterações osteolíticas que acompanham a degradação dos implantes absorvíveis de fixação de fracturas. O autor analisou as radiografias de 67 pacientes com fratura maleolar deslocada, tratados por redução aberta e fixação interna com hastes poliglicólicas absorvíveis. Dezassete doentes desenvolveram uma reação inflamatória de descarga de corpo estranho, uma complicação exclusiva destes dispositivos de fixação. Em 34 doentes, surgiram focos osteolíticos ovóides, normalmente com 5-10 mm de diâmetro, dentro dos canais do implante 6 a 12 semanas após a operação. No entanto, após um ano, a estrutura normal do osso foi restaurada.

**Wittenberg JM, Witternberg RH et al (1991)**[148] compararam as propriedades biomecânicas de placas e parafusos reabsorvíveis de poli-L-lactídeo com sistemas tradicionais. Afirmaram que as desvantagens da utilização dos sistemas de fixação metálicos convencionais são o facto de, ocasionalmente, ser necessária uma segunda operação para remover os dispositivos e de existir uma ligeira possibilidade de reação alogénica ao material.

**Zingg M, Chowdhury K et al (1991)**[157] apresentaram uma revisão de 1025 casos de fracturas do osso zigomático. Os autores classificaram as fracturas do zigoma em Tipo A (fratura zigomática incompleta), Tipo B (fratura zigomática completa monofragmentar ou fratura tetrápode) e Tipo C (fratura zigomática multifragmentar). Os autores afirmaram que o alinhamento de três pontos do zigoma fracturado não necessitava de uma fixação rígida nos três pilares. Em alguns casos, uma única miniplaca pode ser adequada para preservar a redução correta.

**Bergsma EJ, Rozema FR et al (1993)**[11] estudaram as reacções de corpos estranhos a placas e parafusos ósseos reabsorvíveis de poli (L-lactido) utilizados para a fixação de fracturas zigomáticas instáveis. Após 3 anos de implantação, quatro pacientes regressaram porque estavam preocupados com um inchaço intermitente no local da implantação. Seis doentes foram operados para avaliação do inchaço e para investigar a natureza da reação tecidular. O material explantado apresentava restos de PLLA degradado rodeados por uma cápsula fibrosa densa. A tumefação foi classificada como uma reação inespecífica de corpo estranho ao material de PLLA degradado. A investigação ultra-estrutural mostrou uma internalização de material de PLLA semelhante a cristais no citoplasma de várias células. Os autores sugeriram uma avaliação mais pormenorizada do PLLA antes de este poder ser utilizado para fixação interna.

**Schliephake H, Lehmann H et al (1993)**[119] realizaram um estudo sobre biópsias de tecidos sobre miniplacas de titânio que foram utilizadas para o tratamento de fracturas do maxilar. Os resultados mostraram que 5-8 meses após a inserção das placas e parafusos, o tecido apresentava uma resposta celular fraca.

**Taicher S, Ardekian L et al (1993)**[132] estudaram a recuperação do nervo infra-orbital em 183 pacientes com fracturas simples isoladas do complexo zigomático tratadas por vários métodos. Os autores sublinharam que a osteossíntese com miniplacas foi a que apresentou melhores resultados em termos de recuperação do nervo infraorbitário lesado.

**Bouwman JPB, Tuinzing DB et al (1994)**[18] compararam a fixação de osteotomias sagitais divididas com parafusos de Wurzburg, miniplacas Champy e hastes Biofix (parafusos auto-roscantes bi-corticais) em sete cadáveres em 14 locais. Foram obtidos diagramas de tração nos quais foi medido o ponto de cedência (offset-). O resultado foi uma tensão de cedência média de 199 N para os parafusos auto-roscantes bi-corticais (n = 6), 49 N para as miniplacas com parafusos monocorticais (n = 5) e 113 N para as hastes biodegradáveis bi-corticais (n = 3).

**Covington DS, Wainwright DJ et al (1994)**[31] realizaram um estudo sobre a alteração dos padrões na epidemiologia e tratamento das fracturas do zigoma. Os autores conseguiram estabilizar 30% a 40% das fracturas do ZMC através da fixação de um ponto.

**Reher P e Duarte GC (1994)**[111] apresentaram um estudo da região frontozigomática (FZ) para determinar uma base anatómica para a utilização de miniplacas. Os resultados mostraram que acima da sutura do FZ devem ser utilizados parafusos de 5 mm. Nos dois pontos abaixo da sutura, podem ser utilizados parafusos de 7 mm. O risco de penetração na cavidade craniana ocorre 10 mm acima da sutura. A espessura do diploe ao nível do assoalho da fossa craniana anterior indica a utilização de um parafuso de 7 mm a uma distância de 13,5-18,5 mm da sutura e parafusos de 5 mm acima de 18,5 mm.

**Nakamura T, Shimizu Y (1994)**[94] afirmaram que, entre os vários polilactídeos, o poli-L-lactídeo (PLLA) apresenta uma degradação lenta e, por conseguinte, tem sido aplicado como biomaterial para dispositivos cirúrgicos, tais como placas ósseas, pinos e parafusos, para os quais é necessária uma resistência mecânica mais prolongada em comparação com as suturas sintéticas biodegradáveis.

**Obwegeser JA (1994)**96 comparou a fixação com poli-p-dioxina e miniplacas de titânio em osteotomias Le Fort I. O autor verificou que ambos os grupos eram estáveis na direção anterior-posterior, mas a tendência para a recidiva vertical estava presente em ambos os grupos. As discrepâncias oclusais pós-operatórias puderam ser corrigidas devido à natureza semi-rígida do fio "0" simples do PDS II.

**Sayler KE, Bardach J et al (1994)**[118] efectuaram um estudo experimental comparativo dos efeitos de sistemas de revestimento biodegradáveis e de titânio no crescimento e estrutura cranianos em beagles. Os autores concluíram que o sistema de revestimento biodegradável não teve efeitos adversos no crescimento craniofacial.

**Tarabichi M (1994)**136 relatou a redução transsinusal e a fixação com miniplaca de um ponto do contraforte zigomaticomaxilar para o tratamento de fraturas malares em tripé. A fixação com miniplaca da área do contraforte zigomaticomaxilar foi realizada em ponte sobre uma área de perda óssea e cominuição. Todos os pacientes que não apresentavam cominuição do rebordo orbital tiveram completa restauração da simetria facial pré-mórbida. Os autores concluíram que esta técnica é simples, limitada e bem sucedida no tratamento da maioria das fracturas malares. A ausência de cominuição do rebordo orbital é crucial para a estabilidade do zigoma reduzido.

**Smyth AG (1995)**123 recomendou a fixação interna das fracturas instáveis do complexo malar com uma miniplaca. Uma placa colocada através de um rompimento na sutura fronto-zigomática é um local frequente para fixação interna. O autor apresentou uma miniplaca de titânio 11/4 modificada para uso em fracturas do complexo malar.

**Matsusue Y, Hanafusa S et al (1995)**[88] estudaram as hastes bioabsorvíveis de poli (L-lactide) de ultra alta resistência desenvolvidas para a fixação interna de fracturas. Os materiais foram completamente reabsorvidos 62 meses após a implantação intramedular e 69 meses após a implantação subcutânea. Durante a degradação, não foram encontradas células gigantes de corpo estranho.

**Alpert B e Seligson D (1996)**[4] discutiram a remoção de placas ósseas assintomáticas utilizadas para cirurgia ortognática e fracturas faciais. Os autores afirmaram que a dispersão de fundo da radiação diagnóstica e terapêutica é um problema potencial com placas metálicas.

**Cordewener FW, Bos RRM et al (1996)**[28] estudaram a utilização de implantes de poli-L-lactido (PLLA) para a reparação de defeitos do pavimento orbital humano. Não foram registadas complicações relacionadas com o implante. Os autores levantaram a hipótese de que os factores relacionados com o tecido, como a tolerância local do tecido, a capacidade de limpeza do tecido ou a resistência à pressão osmótica, podem desempenhar um papel importante no início ou na recorrência da resposta tardia do tecido. Também descobriram que a baixa taxa de degradação e a lenta reabsorção do PLLA são os factores desfavoráveis.

**Ellis E e Kittidumkerng W (1996)**[46] realizaram um estudo para avaliar a adequação da redução e a estabilidade da fixação de fracturas isoladas do complexo zigomaticomaxilar (ZMC) tratadas por vários métodos durante um período de 5 anos. Os autores conseguiram utilizar a fixação em um ponto em 31% das fraturas do CMZ relatadas em seu estudo. Concluíram que a fixação com placa e parafuso pode ser mais estável do que a fixação com fio, mesmo quando menos pontos do complexo zigomático-maxilar são estabilizados.

**Tams J, Rozema FR et al (1996)**[135] utilizaram placas e parafusos de PLLA para a fixação de osteotomias de balanço mandibular. A radioterapia pós-operatória foi utilizada em 2 pacientes. Os autores concluíram que a fixação com placas de PLLA pode ser efectuada com segurança quando está planeada a radioterapia pós-operatória, porque o PLLA não altera a distribuição da dose local e pode ser considerado como equivalente ao tecido.

**Carr RM e Mathog RH (1997)**[24] realizaram um estudo para analisar a experiência com a reparação precoce e tardia de fracturas do complexo orbitozigomático e desenvolver diretrizes para a reparação com base no momento e na extensão da lesão. Concluíram que as fracturas orbitozigomáticas podem ser reparadas até 21 dias após a lesão, utilizando técnicas de redução primária e fixação. As osteotomias são necessárias após 21 dias e podem ser utilizadas com sucesso até 4 meses após a lesão. Após 4 meses, a reparação bem sucedida requer enxerto ósseo onlay.

**Enislidis G, Pichorner S et al (1997)**[49] avaliaram painéis e parafusos reabsorvíveis para a reparação de grandes defeitos do pavimento orbital. Não foram registadas complicações relacionadas com implantes. O material foi bem tolerado apesar de estar aberto no seio maxilar.

**Eppley BL, Sadove AM et al (1997)**[53] utilizaram placas ósseas reabsorvíveis para cirurgia craniofacial pediátrica e verificaram que a reabsorção pós-operatória dos dispositivos permitia um crescimento ósseo sem restrições.

**Bessho K, Iizuka T et al (1997)**[12] apresentaram um estudo que avaliou a utilidade de um sistema de miniplacas bioabsorvíveis de poli-L-lactida (PLLA) para osteossíntese. A única complicação pós-operatória foi a infeção pós-operatória em dois doentes, mas esta foi controlada por um regime de antibióticos orais ou pela remoção da placa. A consolidação óssea foi satisfatória em todos os casos, sem atraso na união óssea ou deslocação óbvia dos segmentos após a cirurgia. Os autores concluíram que as miniplacas de PLLA proporcionam uma osteossíntese eficaz do esqueleto maxilofacial.

**McManners J, Moos KF et al (1997)**[89] utilizaram pinos de poli-p-dioxanona para a osteotomia sagital dividida e vertical sigmoide da mandíbula. As complicações encontradas durante a curva de aprendizagem foram - os pinos foram deslocados num paciente e um paciente desenvolveu mordida aberta anterior. Não se registaram problemas com a fixação, de acordo com as radiografias pós-operatórias e o exame clínico da oclusão.

**Shetty V, CaputoAA et al (1997)**[122] estudaram as caraterísticas da força de torção-axial dos parafusos SR-PLLA. Verificaram que as caraterísticas da força axial de torção dos parafusos biodegradáveis (SR-PLLA) eram fundamentais para a sua capacidade de gerar compressão interfragmentária quando utilizados como parafusos de desfasamento.

**Surronen R, Manninen MJ et al (1997)**[97] avaliaram a utilização de um dispositivo de fixação biodegradável na fixação de osteotomias mandibulares em ovinos. Os resultados mostraram que as placas e os parafusos SR-PLLA eram suficientemente fortes para fixar a osteotomia e que as osteotomias cicatrizavam principalmente com a formação de calo. Concluíram que pode ser utilizado em humanos, devendo o tamanho da placa e do parafuso ser diminuído.

**Enislidis G, Pichorner S et al (1998)**50 estudaram a fixação de fracturas zigomáticas com um novo sistema de osteossíntese de copolímero biodegradável. Neste estudo prospetivo, utilizaram o LactoSorb em 27 pacientes com fracturas zigomáticas. No período de acompanhamento de 6 meses, os primeiros dez pacientes apresentaram uma cicatrização óssea clínica e radiográfica sem problemas. Não se registaram complicações relacionadas com o implante. As principais vantagens do novo material foram a maleabilidade quando aquecido, permitindo uma rápida adaptação à superfície óssea, e o facto de evitar uma segunda cirurgia para remoção do implante. Os autores concluíram que a degradação natural dos polímeros por hidrólise e pelo ciclo de Kreb em dióxido de carbono e água é altamente dependente da composição do material, da forma, do tamanho e dos tecidos circundantes.

**Gosain AK e Song L (1998)**[63] efectuaram uma avaliação biomecânica de titânio, placa e parafuso biodegradáveis e sistemas de fixação com cola de cianoacrilato em cirurgia craniofacial. O teste de compressão foi realizado em segmentos ósseos avançados e fixados através de um espaço central, e o teste de distração foi realizado em segmentos ósseos fixados em contacto direto. Os autores afirmaram que o corpo do zigoma é comummente deslocado inferiormente após fracturas do complexo malar, indicando que as forças de distração de recaída são observadas na sutura zigomaticofrontal após a redução. A fixação com placas e parafusos reabsorvíveis foi tão forte quanto os sistemas padrão de titânio da face média e microplaca na distração, e mais forte do que as últimas técnicas na compressão.

**Haers PE e Sailer HF (1998)**[65] utilizaram placas e parafusos biodegradáveis auto-reforçados de poli-L/DL-lactídeo para osteossíntese em 10 casos consecutivos de procedimentos bimaxilares com genioplastias simultâneas, sem fixação intermaxilar rígida pós-operatória. Os autores concluíram que o sistema testado de parafusos e placas biodegradáveis tem uma pequena taxa de falha relacionada com o material e que a sua aplicação em cirurgia ortognática conduz a um padrão de estabilidade esquelética previsível a curto prazo que é comparável ao "padrão de ouro" das placas e parafusos de titânio.

**Kallela I, Laine P et al (1998)**[70] estudaram a estabilidade esquelética do avanço mandibular e a fixação rígida com parafusos biodegradáveis de poli-lactida. A magnitude do avanço foi de 4,57 mm no ponto B e 3,88 mm no pogónio. A recidiva após um ano foi de 0,78 mm e 0,59 mm, respetivamente. Os resultados foram comparáveis a outras formas de fixação interna rígida até avanços de 6-7 mm.

**Surronen R e Pohjonen T (1998)**[129] afirmaram que, após 5 anos de utilização in vivo de PLLA, o material estava quase reabsorvido, mas ainda era possível detetar pequenas partículas de polímero no local de implantação. O material degradou-se consideravelmente mais depressa in vivo do que in vitro.

**Vriens JP, van der Glas HW et al (1998)**[145] apresentaram informações sobre a lesão do nervo infraorbitário a partir de testes múltiplos da função sensorial após o tratamento de fracturas do complexo orbitozigomático em 65 doentes de quatro grupos de tratamento. Os resultados sugerem que as fibras aferentes, tanto de grande como de pequeno diâmetro, tendem a ser permanentemente danificadas no grupo de doentes com redução fechada.

**Vriens JP, van der Glas HW et al (1998)**[146] avaliaram a perturbação sensorial após fracturas do complexo orbitozigomático em relação ao tipo de fratura e ao método de tratamento. Sugeriram que o tratamento de fracturas orbitozigomáticas simples isoladas através de redução aberta e fixação com miniplacas produziria uma melhor recuperação da função sensorial do que a redução aberta e a colocação de fios interósseos, a redução aberta e o apoio com um cateter de Foley intra-antral ou a redução fechada sem fixação.

**Zachariades N, Mezitis M et al (1998)**[155] avaliaram a eficácia dos métodos actuais para o tratamento de fracturas do complexo zigomaticomaxilar. Os resultados sugerem que o método mais fiável disponível para o tratamento de fracturas do complexo zigomático-orbitário é a fixação semi-rígida com miniplacas, mas tem a desvantagem de aumentar os custos para o paciente e, por vezes, ser necessária a remoção do hardware.

**Courtney DJ (1999)**[30] realizou um estudo retrospetivo em 50 pacientes com fracturas zigomáticas que foram tratadas através da abordagem do sulco bucal maxilar. A morbidade observada foi mínima. O estudo concluiu que esta abordagem é uma técnica segura, rápida e eficaz para a redução de fracturas do corpo e arco zigomático.

**Eppley BL, Sarver D et al (1999)**[54] avaliou a resistência biomecânica de parafusos reabsorvíveis para fixação de osteotomias de divisão sagital mandibular. Foram utilizados o método estático tradicional e o novo método de fadiga. Os resultados indicaram uma resistência relativamente elevada a cargas biomecânicas representativas da mastigação e sugeriram que os parafusos de 2,5 mm, com 7 mm de comprimento, eram bastante eficazes para a estabilização do procedimento de osteotomia sagital dividida bilateral.

**Kallela I, Iizuka T et al (1999)**[69] sugeriram que o material de osteossíntese biodegradável evita a necessidade de uma segunda cirurgia para a remoção de placas e parafusos e não é suscetível de causar efeitos secundários a longo prazo após a conclusão da biodegradação.

**Kallela I, Laine P et al (1999)**[71] apresentaram o seguimento de 47 pacientes, tratados com osteotomia sagital bilateral dividida da mandíbula e parafusos auto-reforçados de ácido poli-L-láctido (SR-PLLA) para fixação interna rígida. O foco foi a cicatrização clínica e radiológica da osteotomia. O tempo médio de seguimento foi de 2,1 anos (variação de 0,5 a 5 anos). A recuperação clínica e a cicatrização radiológica da osteotomia durante o seguimento decorreram sem problemas. Foram observadas alterações osteolíticas à volta dos parafusos SR-PLLA em 27% dos casos. A maioria dos canais dos parafusos permaneceu como sombras radiolúcidas sem preenchimento ósseo.

**Piotrowski WP, Mayer-Zuchi U (1999)**103 utilizaram um penso de poligalactina 910-polidioxanona para tratar defeitos do teto orbital. Os doentes tratados com o adesivo ou sem ele apresentaram resultados semelhantes. Nenhuma complicação pareceu ser devida ao método de tratamento. A facilidade de contacto destes materiais foi uma vantagem adicional.

**Suuronen R, Haers PE et al (1999)**[12] afirmam que os materiais biodegradáveis não interferem com a imagiologia pós-operatória e que a sua utilização na cirurgia craniomaxilofacial pode ser considerada rotineira. De acordo com os autores, este seria definitivamente o estado da arte no início do novo milénio.

**Tams J, Otten B et al (1999)**134 efectuaram um estudo informático para determinar se um pequeno sistema de placas biodegradáveis era adequado para a fixação interna de fracturas mandibulares. Foram estudadas fracturas com e sem contacto ósseo interfragmentário. Para as fracturas sem contacto ósseo interfragmentário, todas as fixações de placas resultaram numa mobilidade da fratura e numa tensão da placa superior aos limites estabelecidos, exceto a fratura da sínfise fixada com duas miniplacas de PLA.

**Edwards RC, Kiely KD et al (2000)**41 compararam a eficácia dos dispositivos de fixação óssea reabsorvíveis, no procedimento cirúrgico de genioplastia, com outras técnicas convencionais. O estudo mostrou resultados semelhantes a curto prazo, desde que seja alcançada uma estabilidade intra-operatória segura. Foi preferida a fixação com parafusos de retração bicorticais.

**Quereshy FA, Goldstein JA et al (2000)**[107] utilizaram a fixação bioreabsorvível na reparação de fracturas mandibulares em cães. Não foram observadas complicações relacionadas com o implante. Todos os cães foram autorizados a funcionar imediatamente no pós-operatório sem fixação maxilomandibular, mas com uma dieta suave. O sistema de fixação bioabsorvível foi considerado eficaz no tratamento da fratura do ângulo mandibular no modelo de cão.

**Suuronen R, Kallela I et al (2000)**[127] mostraram que os polímeros amorfos bioreabsorvíveis auto-reforçados, comparativamente novos, podiam ser contornados sem aquecimento para quase todas as formas desejadas, bastando torcê-los com um alicate de forma semelhante ao contorno de placas de metal, sem danificar significativamente o material.

**Araujo MM, Waite PD et al (2001)**[6] compararam as propriedades biomecânicas de placas de titânio com placas reabsorvíveis para osteotomias Le Fort I utilizando um modelo 3-D do crânio, simulando condições clínicas. Na direção ântero-posterior, as placas de titânio pré-curvadas foram superiores às placas de titânio padrão e à malha reabsorvível. As placas reabsorvíveis foram as mais fracas. Na direção inferior-superior, não foi encontrada qualquer diferença significativa na deformação elástica. No entanto, consideraram que a fixação reabsorvível é adequada para a fixação em cirurgia maxilar.

**Dietz A, Ziegler CM et al (2001)**[39] compararam a folha perfurada de poli-p-dioxanona e a malha dinâmica de titânio na reconstrução do pavimento orbital. Os resultados foram semelhantes em ambos os grupos, sugerindo que a folha de PDS pode ser utilizada em defeitos até 20 mm.

**Edwards RC, Kiely KD et al (2001)**[42] utilizaram placas e parafusos reabsorvíveis na fixação de osteotomias bimaxilares. As osteotomias maxilares foram fixadas com quatro placas em forma de L de 2,0 mm; as mandibulares com três parafusos bicorticais de 2,5 mm. Não foram registados problemas de estabilidade pós-operatória imediata. O acompanhamento a longo prazo mostrou que o sistema é uma alternativa viável às técnicas de fixação metálica.

**Edwards RC, Kiely KD et al (2001)**[43] estudaram o resultado a longo prazo dos materiais bioreabsorvíveis utilizados para a fixação de osteotomias maxilares e mandibulares. Aos 2 anos, não se observou qualquer polímero residual. No entanto, os orifícios dos parafusos não foram completamente substituídos por osso. A utilização clínica de materiais bio-reabsorvíveis baseia-se principalmente na segurança, que é comprovada pela reabsorção completa em tempo útil.

**Kris SM e Weisman RR (2001)**76 afirmaram que as principais vantagens do PLA são a facilidade de utilização e a eventual reabsorção.

**Marcelo MA, Waite PD et al (2001)**[85] concluíram que os sistemas reabsorvíveis apresentavam uma menor rigidez elástica em comparação com os sistemas de titânio, mas pareciam ser adequados para a fixação e para suportar as forças de mastigação.

**Heidemann W e Gerlach KL (2002)**66 realizaram um estudo para examinar a utilização de imagens de ultra-sons na deteção de alterações dos materiais de osteossíntese de polilactida. O estudo foi realizado em 46 doentes com placas reabsorvíveis de polilactida nas fracturas do terço médio da face. Foi utilizada uma sonda linear de 7,5 MHz para avaliar o processo de degradação durante um período de 4-36 meses. Concluíram que os ultra-sons são uma ajuda adequada para detetar e monitorizar o processo de degradação do sistema de placas reabsorvíveis.

**Ferretti C e Reyneke JP (2002)**[56] compararam a estabilidade de parafusos biodegradáveis e de titânio na fixação de osteotomias de divisão sagital mandibular. A recidiva foi registada em ambos os grupos, mas não foi estatisticamente significativa. Não se registou qualquer complicação relacionada com o implante no grupo do polímero. Os autores confirmaram que estes parafusos podem ser utilizados para avanços até 8 mm.

**Quti L, Harri P et al (2002)**[108] afirmam que o comportamento de degradação dos polímeros biodegradáveis é influenciado pelo peso molecular, pela estrutura química, pela forma, pelo processo de esterilização e pelo local de implantação do dispositivo.

**Turvey T, Bell RB et al (2002)**[142] utilizaram placas e parafusos biodegradáveis auto-reforçados compostos por copolímero de ácido L-lático e ácido D-lático (70% : 30%) para fixar osteotomias maxilares e mandibulares. Foram efectuadas 194 osteotomias da maxila ou da mandíbula. Três pacientes registaram um afrouxamento imediato dos parafusos ósseos. Os restantes 67 pacientes não tiveram problemas a curto prazo e curaram sem problemas. Os autores concluíram que a resistência deste material é inferior a uma dimensão semelhante de titânio, mas mais forte do que outras placas biodegradáveis disponíveis no mercado.

**Yerit K, Enislidis G et al (2002)**[153] realizaram um estudo em 22 indivíduos com uma variedade de padrões de fratura na mandíbula, que foram submetidos a tratamento com um sistema de fixação biodegradável. Após a redução, 3 pacientes foram aplicados com estes sistemas. O acompanhamento foi efectuado às 4$^{th}$ semanas, 8$^{th}$ semanas, 12$^{th}$ semanas e 24$^{th}$ semanas. Os resultados mostraram que a cicatrização da mucosa e a consolidação das fracturas eram normais em todos os doentes, exceto em dois, e provaram ser uma alternativa fiável e suficiente às placas convencionais.

**Mollaoglu N, Centiner S et al (2003)**[92] avaliaram a resposta precoce dos tecidos após a inserção de parafusos de titânio e Lactosorb compostos por 82% de PLLA e 18% de PGA num modelo animal. Neste estudo, foram aplicados 22 parafusos de titânio e 22 parafusos de Lactosorb na calvária de 44 porquinhos-da-índia com 10-11 meses de idade. Os animais foram sacrificados nos dias 3, 7, 14, 30 e 60 do pós-operatório. Os autores concluíram que tanto as miniplacas e parafusos de Lactosorb como os de titânio podem ser utilizados com segurança, independentemente do aumento da idade. No entanto, o Lactosorb pode ser a primeira escolha, uma vez que não requer uma segunda operação para remoção.

**Cox Tylor, Kohn MW et al (2003)**[32] fizeram uma análise computorizada de placas e parafusos de polímero reabsorvível para a fixação rígida de fracturas do ângulo mandibular. Os resultados indicaram que as mandíbulas, fixadas com titânio ou materiais reabsorvíveis, apresentaram padrões de tensão quase idênticos. As placas e parafusos à base de polímeros reabsorvíveis testados nesta investigação apresentavam uma resistência e rigidez adequadas.

**Park MS, Aryan HE et al (2004)**[97] apresentaram a sua experiência com a utilização de um polímero bioabsorvível no tratamento cirúrgico da doença discal degenerativa da coluna cervical. Não encontraram sinais e sintomas clínicos de reação ao material biodegradável e concluíram que este material foi bem tolerado pelos pacientes.

**Yerit K, Hainich S et al (2005)**[154] utilizaram uma fixação biodegradável para fracturas mandibulares em crianças. A cicatrização primária da mandíbula fracturada foi observada em todos os pacientes. As complicações pós-operatórias foram menores e transitórias. Não ocorreram reacções adversas dos tecidos aos implantes, má oclusão e restrições de crescimento durante o período de observação. Os autores concluíram que os pacientes pediátricos beneficiaram das vantagens dos materiais reabsorvíveis, especialmente da mobilização mais rápida e da prevenção de operações de remoção secundárias.

**Wittwer G, Adeyemo WL et al (2005)**149 realizaram um estudo prospetivo para comparar o manuseamento clínico de três materiais de osteossíntese biodegradáveis diferentes e para determinar a sua utilidade na fixação de todos os tipos de fracturas zigomáticas. Um sistema de fixação de titânio foi utilizado como osteossíntese de resgate sempre que os materiais biodegradáveis falhavam. 75,5% dos 94 locais de fratura foram fixados com osteossíntese biodegradável; 24,5% tiveram de ser fixados com placas e parafusos de titânio. Não foi encontrada nenhuma diferença estatisticamente significativa entre os 3 materiais biodegradáveis no que diz respeito à sua adequação para a fixação de fracturas zigomáticas. De acordo com este estudo, os materiais biodegradáveis foram mais frequentemente inviáveis para utilização no rebordo infraorbitário e na área zigomático-maxilar / parede anterior do seio.

**Ricalde P, Engroff SL et al (2005)**[114] estudaram a análise da resistência da fixação interna de titânio e reabsorvível num modelo de mandibulotomia. No geral, o sistema de titânio apresentou maior resistência à deformação por carga vertical do que os grupos de placas reabsorvíveis.

**Kontio R, Ruuttila P et al (2005)**[75] efectuaram um estudo experimental sobre a resposta dos tecidos peri-implantares a implantes biodegradáveis de polidioxanona e de poli (L/D) lactido. A reação de corpo estranho foi mínima em ambos os materiais, mas continuou durante todo o período de observação. Mecanicamente, o PDS era mau; perdeu completamente a sua forma no espaço de 2 meses. Por conseguinte, não podia ser recomendado para a reconstrução da parede orbital. No entanto, a nova estrutura de estrutura em folha de rede (SR-P[L/DL]LA, 96) provou ser mecanicamente adequada para a reconstrução da parede orbital.

**Cavusoglu C, Yavuzer R et al (2005)**[25] estudaram as aplicações clínicas do sistema de parafuso de placa reabsorvível. O sistema de parafuso de placa reabsorvível utilizado em 37 pacientes de 2000 a 2003 para vários procedimentos de reconstrução craniofacial foi avaliado quanto à eficácia e biocompatibilidade. Foi obtida uma fixação adequada em todos os pacientes, excluindo um caso operado por fratura mandibular. Um paciente relatou um granuloma e formação de seio na incisão subciliar.

**Enislidis G, Yerit K et al (2005)**[51] estudaram placas e parafusos biodegradáveis auto-reforçados para fixação de fracturas zigomáticas. Todas as fracturas cicatrizaram sem problemas. No estudo, o manuseamento das placas biodegradáveis em geral foi considerado mais difícil do que a osteossíntese com placas metálicas. Concluíram que a fixação de fracturas do zigoma com o sistema BioSorbFX foi simples e segura. As fixações mantiveram-se estáveis e a consolidação óssea decorreu sem problemas. As complicações pós-operatórias foram poucas, de natureza menor e não relacionadas com o processo de biodegradação.

**Enislidis G, Lagogiannis G et al (2005)**[48] estudaram a fixação de fracturas zigomáticas com um sistema de osteossíntese de copolímero biodegradável. Em 70% das fracturas monofragmentares e 37% das fracturas multifragmentares, foi possível obter uma estabilização suficiente (após reposicionamento anatómico) através de uma abordagem intra-oral com fixação de um ponto. Os resultados indicam que o tratamento de fracturas zigomáticas com material de osteossíntese biodegradável não tem efeitos adversos importantes a longo prazo para além do tempo total de reabsorção do material.

**Al-Sukhun J, Tornwall J et al (2006)**[5] estudaram a utilização de implantes biodegradáveis de poli-L/DL-lactide para o suporte adequado do conteúdo dos tecidos moles orbitais em 13 doentes que sofreram fracturas blowout orbitais, com defeitos ósseos superiores a 2 $cm^2$ na parede orbitária inferior. Os autores concluíram que os implantes bioabsorvíveis são seguros e fiáveis para a reparação de grandes defeitos (2 $cm^2$ ) na parede orbital inferior.

**Pietrzak WS e Eppley BL (2006)**[100] estudaram o efeito da moldagem intra-operatória a alta temperatura na fixação craniofacial de PLLA-PGA bioabsorvível. O cautério de ponta quente tem sido utilizado há anos para cortar e personalizar implantes bioabsorvíveis no intra-operatório. Como as pontas desses dispositivos podem atingir temperaturas superiores a 1.000 graus C, existe a possibilidade de que essa prática possa modificar as propriedades de degradação desses polímeros. Este estudo foi realizado para compreender melhor até que ponto este potencial existe. Os resultados sugerem que a cauterização com ponta quente não provoca alterações substanciais nas caraterísticas de degradação deste polímero.

**Raghoebar GM, Liem RS et al (2006)**[109] estudaram a adequação de parafusos reabsorvíveis feitos de ácido poli (D L-lactido) (PDDLA) para a fixação de enxertos ósseos autólogos relacionados com a regeneração de enxertos e a osteointegração de implantes dentários. Os autores recomendaram que os parafusos reabsorvíveis feitos de PDLLA podem ser utilizados para a fixação de enxertos ósseos.

**Senel FC, Tekin U et al (2006)**[121] placa biodegradável previamente utilizada para fratura mandibular num bebé. Foi descrita a fixação interna de uma fratura mandibular com uma placa biodegradável (Inion 1.5-mm compact plating system (CPS), Tampere, Finlândia) num bebé de 8 meses de idade. Não houve deslocamento com alargamento lateral dos ângulos mandibulares na radiografia póstero-anterior aos 8 meses de pós-operatório.

**Thoma K, Pajarola G et al (2006)**[139] estudaram a capacidade clínica de um análogo de raiz bioabsorvível para fechar perfurações oroantrais após a extração. No estudo prospetivo de coorte de casos, 20 pacientes com comunicações oroantrais superiores a 2 mm foram tratados com um análogo de raiz bioabsorvível. Os pacientes foram acompanhados clínica e radiograficamente durante 3 meses para monitorizar o processo de cicatrização. Segundo os autores, a cicatrização decorreu sem intercorrências em todos os doentes, tendo-se observado epistaxe, inchaço ou dor apenas nos doentes tratados com retalhos.

**Wittwer G, Adeyemo WL et al (2006)**[150] estudou materiais biodegradáveis utilizados para a fixação de fracturas zigomáticas. O objetivo deste estudo foi comparar o resultado clínico da fixação de fracturas zigomáticas utilizando 3 sistemas biodegradáveis e um sistema de osteossíntese de titânio. A consolidação sem intercorrências ocorreu durante todo o período de acompanhamento em 39 (80%) dos 49 pacientes dos grupos biodegradáveis (A, B, C) e em 12 (80%) dos 15 pacientes do grupo D.

**Wood GD (2006)**[151] utilizou um sistema de placas biodegradáveis para tratar pacientes com fracturas faciais. Inseriu 100 miniplacas (68 na mandíbula, 15 na maxila, 12 no osso zigomático, 3 no nariz e 2 na cartilagem tiroide). Todas as fracturas, exceto uma, cicatrizaram por união óssea à oclusão planeada e todos os pacientes ficaram satisfeitos com o resultado. Surgiram problemas no tratamento das fracturas mandibulares. As placas de 2,5 e 2,0 mm são mais espessas do que as placas de titânio comparáveis. 19 das placas de 2,5 mm tiveram de ser removidas devido a exposição ou infeção da placa.

**Canter HI e Mavili ME (2007)**[23] estudaram a aplicação de parafusos biodegradáveis bicorticais para a fixação rígida de fracturas mandibulares oblíquas sagitais. A redução óssea precisa foi mantida com parafusos biodegradáveis aplicados bicorticalmente no período pós-operatório. O período pós-operatório decorreu sem intercorrências e o paciente manteve a oclusão perfeita conseguida intra-operatoriamente num período de seguimento de 9 meses.

**Genecov DG, Kremer M et al (2007)**[60] efectuaram um estudo para avaliar a compatibilidade do sistema de reparação craniofacial Norian (cimento ósseo de fosfato de cálcio) com materiais de revestimento reabsorvíveis e não reabsorvíveis em cães. Os autores concluíram que não se registaram efeitos adversos a longo prazo com a utilização do cimento Norian com malha de titânio ou reabsorvível.

**Tuncer S, Yavuzer R et al (2007)**[141] estudaram a reconstrução de fracturas traumáticas do pavimento orbital com uma placa de rede reabsorvível. Entre 2002 e 2004, dezassete pacientes com traumas maxilofaciais complicados com fracturas do pavimento orbital foram tratados com uma placa de rede reabsorvível através de incisões subciliares ou transconjuntivais. Os autores concluíram que a malha reabsorvível é um material seguro e eficaz para a reconstrução de fracturas selecionadas e não extensas do pavimento orbital.

**Fedorowicz Z, Nasser M et al (2007)**[55] efectuaram um estudo extensivo para rever os dados de 1966 a 2006, para a avaliação da utilização de placas reabsorvíveis versus placas de titânio para cirurgia ortognática. Os autores concluíram que não existe diferença estatisticamente significativa no desconforto pós-operatório, nível de satisfação do paciente, exposição da placa ou infeção para a fixação de placas e parafusos utilizando titânio ou materiais reabsorvíveis em cirurgia ortognática.

**Buijs GJ, van der Houwen EB et al (2007)**[20] efectuaram um estudo para comparar a resistência mecânica e a rigidez de sistemas de osteofixação biodegradáveis e de titânio. Foram investigados sete sistemas de osteofixação biodegradáveis e dois de titânio. Os autores concluíram que os sistemas de osteofixação de titânio eram (significativamente) mais fortes e mais rígidos do que os sistemas biodegradáveis. Os sistemas BioSorb FX, LactoSorb e Inion 2,5 mm têm uma elevada resistência mecânica e rigidez do dispositivo em comparação com os outros sistemas de osteofixação biodegradáveis investigados.

**Buijs GJ, van der Houwen EB et al (2007)**[21] compararam a resistência à torção de parafusos biodegradáveis e de titânio. O objetivo era determinar: *1)* as diferenças de binário máximo entre 7 sistemas de parafusos biodegradáveis e 2 sistemas de parafusos de titânio, e *2)* as diferenças de binário máximo entre o "aperto manual" e a rotura dos sistemas de parafusos de osteofixação biodegradáveis e de titânio. Os autores concluíram que os sistemas de parafusos de titânio de 1,5 mm e 2,0 mm apresentaram a maior força de torque em comparação com os sistemas de parafusos biodegradáveis. Recomendaram a utilização de BioSorb FX, LactoSorb ou os parafusos Inion em caso de indicação para a utilização de materiais biodegradáveis.

**Pietrzak WS e Eppley BL (2007)**[99] avaliaram a adaptação ao calor de malhas e placas craniofaciais bioabsorvíveis. Uma construção óssea sintética tridimensional foi fixada utilizando placas adaptadas ao calor a 90 °C e depois incubada num banho de tampão a 37 °C durante 4 semanas, com medições periódicas da forma da construção. Não foram registadas alterações na forma durante este intervalo, o que sugere que os implantes bioabsorvíveis adaptados ao calor não podem relaxar independentemente da forma, com a interligação geral da rede a garantir a sua estabilidade ao longo do tempo.

**Pietrzak WS (2007)**[101] estudou os efeitos do arrefecimento rápido de copolímeros PGA/PLLA através da temperatura de transição vítrea [T(g)]. Dois tipos de espécimes de bolacha de copolímero de L-lactídeo/glicolídeo não orientado (proporções molares de 82:18 e 95:5) foram aquecidos a 90 °C, arrefecidos a várias velocidades e testados mecanicamente (dobra de três pontos). Os tempos de arrefecimento longos (aproximadamente 8 h) não alteraram as propriedades mecânicas em comparação com os controlos não aquecidos, ao passo que as taxas de arrefecimento mais rápidas resultaram num aumento da ductilidade (aumento de 50-200% na energia até à rutura e no pico de deformação), no entanto, houve uma recuperação gradual. Sob condições de incubação fisiológica simulada (tampão pH 7,4, 37 graus C), a recuperação parcial ocorreu dentro de 48 h. Os autores concluíram que houve uma pequena consequência clínica em relação aos dispositivos de fixação interna.

**Pilling E, Meissner H et al (2007)**[102] estudaram a estabilidade biomecânica de materiais reabsorvíveis fixados por ultra-sons (SonicWeld Rx+Resorb-X) e aparafusados (Resorb- X) para osteossíntese no tratamento de craniossinostose simulada em ovinos. A osteossíntese com pinos proporcionou uma capacidade de carga mecânica estável, que foi significativamente diferente da osteossíntese com parafusos. As vantagens da osteossíntese de pinos reabsorvíveis assistida por ultra-sons incluem um manuseamento operatório ótimo, um tempo de inserção reduzido, a prevenção de fracturas dos elementos de fixação e uma maior capacidade de carga tridimensional.

**Eckelt U, Nitsche M et al (2007)**[40] avaliaram a fixação por pino assistida por ultrassom de materiais osteossintéticos biodegradáveis em cranioplastia para crianças com craniossinostose. Os autores concluíram que, devido à fixação em osso cortical e esponjoso, a fixação assistida por ultra-sons utilizando materiais de osteossíntese reabsorvíveis é mais estável do que a fixação por parafusos. O tempo necessário para a aplicação é consideravelmente reduzido, uma vez que não é necessário cortar a rosca.

**Guo S, Wang J et al (2008)**[64] realizaram um estudo para investigar o fabrico e a biocompatibilidade de uma placa bioabsorvível de ácido poli-D,L-lático (PDLLA) contendo rhBMP-2 em coelhos. O lado experimental mostrou uma melhor compatibilidade entre as placas e o tecido circundante, uma formação óssea mais rápida, mais massa de regeneração óssea e uma melhor estrutura do canal medular do que o lado de controlo. Os autores concluíram que a placa de PDLLA contendo rhBMP-2 tem boa biocompatibilidade e osteoindutibilidade para melhorar a cicatrização de fracturas.

**Lewis AF, Jordan JR et al (2008)**[83] compararam a resistência ao arrancamento de parafusos reabsorvíveis na cartilagem laríngea de cadáveres humanos utilizando diferentes diâmetros de broca. Os autores concluíram que os parafusos reabsorvíveis sem furos pré-perfurados resultam numa menor resistência a cargas lineares do que os parafusos reabsorvíveis com as combinações de broca/parafuso 0,8/2,0 ou 1,5/2,0. A combinação de broca/parafuso 1.5/2.0 teve a força de arrancamento mais forte, embora este facto não tenha sido estatisticamente significativo.

**Nieminen T, Rantala I et al (2008)**[95] estudaram as propriedades degradativas e mecânicas de um novo sistema de placas reabsorvíveis, Inion CPS, durante um acompanhamento de 3 anos in vivo e in vitro. Foram implantadas placas e parafusos compostos por L-lactido, D-lactido e carbonato de trimetileno na mandíbula e no subcutâneo dorsal de 12 ovelhas. Em conclusão, as placas e os parafusos examinados mantiveram uma resistência adequada durante o período de cicatrização de uma fratura óssea ou osteotomia, não produzindo reacções nocivas de corpos estranhos.

**Dhol WS, Reyneke JP et al (2008)**[38] efectuaram um estudo para a comparação da fixação de titânio e de copolímero reabsorvível após impactação maxilar Le Fort I. Não foi registada qualquer evidência clínica ou radiográfica de problemas na cicatrização da ferida. Os autores concluíram que os resultados apoiaram a utilização da fixação de copolímero reabsorvível para impactação Le Fort I como uma alternativa viável à fixação de titânio.

**Ahmad N, Lyles J et al (2008)**[2] estudaram a aplicação de um sistema de fixação bioabsorvível em 146 casos de procedimentos craniofaciais reconstrutivos numa população pediátrica. Os itens especificamente analisados no exame clínico incluíam a cicatrização de feridas, sinais de infeção e palpabilidade do implante através da pele. Os autores concluíram que a fixação reabsorvível é uma opção superior na cirurgia plástica e craniofacial pediátrica.

**Kim MG, Kim BK et al (2008)**[74] avaliaram o uso de fixação com placa bioabsorvível para fraturas nasais sob anestesia local através de lacerações abertas. Obteve-se resultado satisfatório tanto no aspeto funcional quanto estético. Os autores concluíram que a redução aberta através de laceração externa e fixação bioabsorvível sob anestesia local é um método confiável e útil para o tratamento de fraturas nasais extensas e cominutivas.

**Ricalde P, Caccamese J et al (2008)**[113] realizaram um estudo para comparar diretamente a resistência de 6 sistemas diferentes de placas de implantes reabsorvíveis utilizando um modelo in vitro, antes e depois do aquecimento. Não se registaram diferenças estatisticamente significativas nas cargas máximas totais entre os espécimes tratados termicamente e os não tratados termicamente. Registaram-se diferenças nas resistências entre os vários sistemas.

**Tasca RA, Sherman IW et al (2008)**[137] relataram um caso de fratura da cartilagem tiroide tratada com placas biodegradáveis. Um homem de 29 anos tinha sofrido uma fratura da cartilagem tiroide enquanto jogava râguebi. A fratura foi tratada com sucesso com um sistema de placas biodegradáveis Inion. Os autores sugerem que as placas biodegradáveis são uma boa alternativa para a reconstrução da laringe.

**Uckan S, Veziroglu F et al (2009)**[143] efectuaram um estudo para a comparação da estabilidade de sistemas de fixação reabsorvíveis e de titânio através da análise de elementos finitos após cirurgia de avanço maxilar. Os resultados sugeriram que as osteotomias Le Fort I fixadas com miniplacas e parafusos de titânio eram estáveis sob todas as forças testadas. No entanto, no grupo reabsorvível, sob forças de mordida do incisivo superiores a 44 N, existe um grande risco de fratura da placa, deformação do parafuso e/ou falha.

**Reichwein A, Schicho K et al (2009)**[112] relataram as suas experiências clínicas com osteossíntese reabsorvível guiada por ultra-sons e estável em ângulo no tratamento de fracturas do meio da face e várias outras indicações em regiões com pouca carga (por exemplo, dismorfias), incluindo aspectos biomecânicos e histológicos. Setenta e cinco pacientes foram incluídos no estudo. Este estudo retrospetivo mostrou a viabilidade geral, estabilidade mecânica suficiente e manuseamento intra-operatório eficiente deste Sistema de Osteossíntese reabsorvível para uma grande variedade de indicações em cirurgia craniomaxilofacial.

**Freddo AL, Rodrigo SM et al (2009)**[59] estudaram o efeito da terapia laser de baixa intensidade após a implantação de ácido poli-L-lático/poliglicólico no fémur de ratos. Os autores concluíram que a terapia laser de baixa intensidade (LLLT) tem efeitos positivos na fotobiomodulação da inflamação nos tecidos que circundam a placa bioabsorvível de ácido poli-L-lático/poliglicólico (PLLA/PGA). Estimulou a vascularização, a proliferação de fibroblastos e a deposição de colagénio.

**Lovald ST, Khraishi T et al (2009)**[84] realizaram um estudo com o objetivo de otimizar a conceção mecânica de dispositivos de fixação bioabsorvíveis para fracturas ósseas. O objetivo era descobrir uma conceção de placa óssea bioabsorvível minimamente invasiva que pudesse proporcionar a mesma estabilidade mecânica que uma placa óssea de titânio padrão. A análise determinou que uma placa de poli-L-lactida-co-DL-lactida de 690 $mm^2$ pode proporcionar tanta estabilidade mecânica como uma estrutura de titânio semelhante de 172 $mm^2$ . O modelo determinou um desenho de placa óssea bioabsorvível que é tão forte como uma placa de titânio na fixação de fracturas da mandíbula de suporte de carga. Este foi um resultado intrigante, considerando que o material polimérico tem apenas 6% da rigidez do titânio.

**Buijs GJ, van der Houwen EB et al (2009)**[22] compararam a resistência mecânica e a rigidez do novo sistema de osteofixação biodegradável de 2,1 mm ativado por ultra-sons SonicWeld Rx com o sistema de osteofixação convencional biodegradável Resorb X de 2,1 mm. Os autores concluíram que o sistema SonicWeld Rx constitui uma melhoria na procura de um sistema de osteofixação mecanicamente forte e rígido, bem como biodegradável. Sugeriram que se efectuasse investigação futura para descobrir se os resultados promissores in vitro podem ser transferidos para a situação clínica in situ.

**Ahn YS, Kim SG et al (2010)**[3] avaliaram a aplicação clínica de placas reabsorvíveis e não reabsorvíveis em cirurgia ortognática. Foi incluído um total de 272 pacientes submetidos a cirurgia ortognática. A incidência de todas as complicações foi examinada. Os autores sugeriram uma placa de fixação absorvível como substituto da placa de fixação de titânio em pacientes selecionados.

# 6. MATERIAIS E MÉTODOS

O presente estudo foi efectuado em quinze pacientes que deram entrada no Departamento de Cirurgia Oral e Maxilofacial do Guru Nanak Dev Dental College & Research Institute, Sunam.

Foram selecionados aleatoriamente 15 pacientes com fracturas isoladas do osso zigomático, independentemente da casta, credo, idade, sexo, estatuto socioeconómico e natureza da lesão.

O diagnóstico das fracturas do osso zigomático foi feito com base na história detalhada, no exame clínico e no exame radiológico. Antes da cirurgia, foram efectuados exames laboratoriais de rotina para avaliar o estado sistémico destes doentes.

CRITÉRIOS DE INCLUSÃO

Os critérios utilizados para determinar a necessidade de tratamento cirúrgico foram: -

1. Achatamento da proeminência da bochecha

2. Restrição do movimento mandibular

3. Deformidade em degrau palpável no rebordo orbital e no contraforte zigomático

4. Diplopia

O achatamento da proeminência da bochecha foi avaliado colocando-se atrás do paciente e comparando as proeminências malares dos dois lados, olhando de cima. O movimento mandibular foi avaliado medindo a abertura interincisal, o desvio na abertura e a excursão lateral. A deformidade em degrau do rebordo orbital e do contraforte zigomático foi avaliada por palpação. A diplopia foi testada segurando um dedo à distância de um braço à frente dos olhos e pedindo ao doente para referir visão dupla à medida que o dedo é movido em cada uma das nove posições do olhar.

CRITÉRIOS DE EXCLUSÃO

1. Doentes com fracturas cominutivas, fracturas não deslocadas, fracturas estáveis após redução.
2. Doentes que apresentem uma infeção ativa no local da intervenção cirúrgica.
3. Doentes com doenças sistémicas e imunidade comprometida.

ARMAMENTÁRIO CIRÚRGICO

Juntamente com os instrumentos padrão utilizados para a redução da fratura, foram utilizados os seguintes instrumentos.

1. Peça de mão com micromotor
2. 2,0 mm Cabo de chave de parafusos limitador de binário.
3. Lâmina de chave de fendas de 2,0 mm.
4. Torneira de osso manual de 2,0 mm.
5. Brocas helicoidais com ponta de veio dentário (1,5 mm de diâmetro).
6. Alicate para dobrar placas
7. Banho-maria com controlo termostático.
8. Placas ósseas de copolímero (PLLA/PDLLA/TMC).

   2,0 mm Placa de 4 furos, alargada

   Placa em forma de L de 2,0 mm

9. Parafusos monocorticais de copolímero (PLLA/PDLLA/TMC)

   Parafusos de 2,0 X 7 mm

**Procedimento cirúrgico pré-operatório**

A cirurgia foi efectuada sob anestesia local com sedação intravenosa ou anestesia geral. O local da cirurgia foi preparado com solução de iodopovidona a 5%. O doente foi coberto com lençóis esterilizados, expondo a área a ser operada.

As incisões utilizadas para o acesso cirúrgico foram:

- Incisão intra-oral linear maxilar vestibular
- Incisão lateral da sobrancelha

A redução e a fixação foram tentadas primeiramente no contraforte zigomático através da abordagem vestibular maxilar intra-oral. Para as fracturas instáveis após a fixação no contraforte, foi também realizada a fixação na sutura fronto-zigomática.

**Abordagem intra-oral**

Foi efectuada uma incisão vestibular linear no sulco bucal maxilar após infiltração local de cloridrato de lidocaína a 2% com adrenalina (1:2,00,000). O retalho mucoperiosteal foi levantado e o contraforte zigomático foi exposto. O elevador de Taylor Monk foi usado para reduzir o osso zigomático. A adequação da redução foi avaliada através de um clique audível no momento da redução e da correção do defeito do degrau.

Após a redução, uma placa de copolímero com 4 orifícios rectos de 2,0 mm ou uma placa de copolímero com 7 orifícios em forma de L foi amolecida num banho de água controlado por termóstato a uma temperatura de 55 °C durante, pelo menos, 1 minuto e, em seguida, contornada de acordo com a forma pretendida do local. Os orifícios dos parafusos foram perfurados (com uma broca de 1,5 mm) e roscados (com uma broca auto-perfurante de 2,0 mm) sob irrigação constante. Os orifícios foram irrigados com soro fisiológico para remover quaisquer detritos ósseos. Foram utilizados parafusos de copolímero de 2,0 mm com 7 mm de comprimento para fixar a placa. A ferida foi irrigada com uma solução anti-séptica ligeira e fechada com suturas de vicryl 3-0 após obtenção de hemostase.

**Abordagem lateral da sobrancelha**

A incisão foi marcada na zona lateral da sobrancelha. O cloridrato de lidocaína a 2% com adrenalina (1:2,00,000) foi infiltrado no tecido subcutâneo. A pele sobre o rebordo orbital foi fixada com dois dedos e foi efectuada uma incisão de 2 cm paralela ao pelo da sobrancelha sem cortar as hastes do pelo. A dissecção romba foi efectuada até ao osso e o periósteo foi incisado e elevado. Após a redução, foi adaptada e fixada uma placa de 4 orifícios amolecida. A ferida foi irrigada com uma solução anti-séptica ligeira e o encerramento foi efectuado por camadas, utilizando suturas de vicryl 3-0 para a camada periosteal e suturas de seda 4-0 para a pele.

**Tratamento pós-operatório**

O tratamento pós-operatório com antibióticos e analgésicos foi mantido durante 7 dias. Os doentes foram colocados em dieta líquida durante 48-72 horas no pós-operatório. Todos os doentes foram encorajados a manter uma boa higiene oral. As suturas foram removidas no $7^{th}$ dia pós-operatório.

Todos os pacientes foram acompanhados durante um período de seis meses de pós-operatório relativamente à restauração da função, à estabilidade do sistema utilizado, a eventuais complicações e à aceitação dos pacientes em termos de estética e função.

**Avaliação pós-operatória**

Os resultados do tratamento operatório foram avaliados clínica e radiograficamente. O acompanhamento clínico foi efectuado nos dias $1^{st}$ , $3^{rd}$ e $7^{th}$ pós-operatórios e depois no intervalo pós-cirúrgico de três e seis meses. A avaliação radiográfica foi feita no terceiro dia de pós-operatório e repetida aos três meses de pós-operatório.

A avaliação pós-operatória foi efectuada com base nos seguintes critérios:

- Redução anatómica
- Abertura da boca, desvio na abertura

- Complicações pós-operatórias em termos de :

  - Diplopia
  - Inflamação ou reação de corpo estranho no local da placa
  - Palpabilidade da placa
  - Formação de seios estéreis
  - Deiscência com ou sem exposição do implante

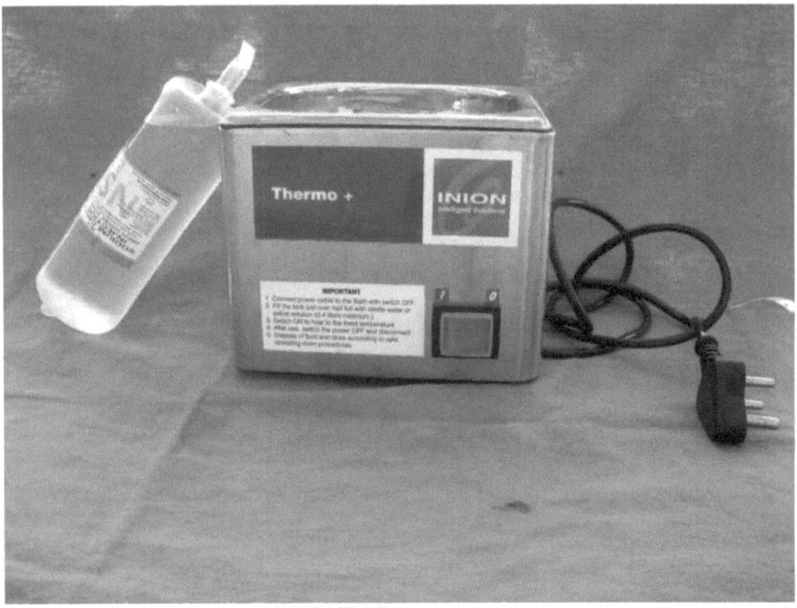


**TERMOBATO**

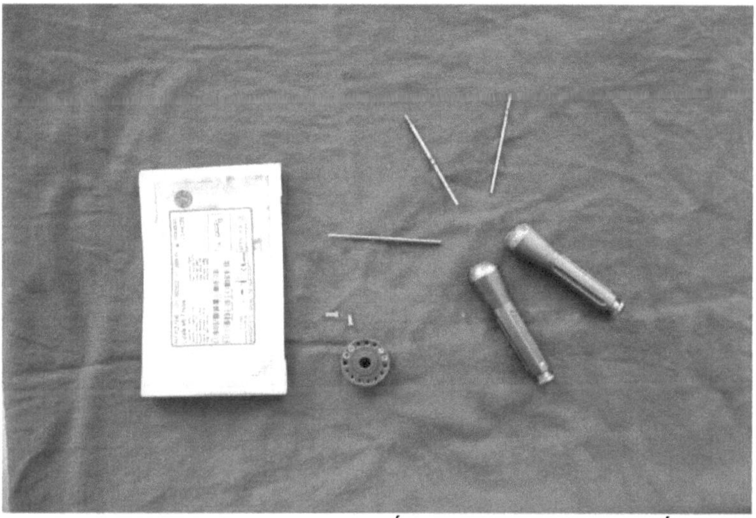

**PLACA E PARAFUSOS BIODEGRADÁVEIS COM O ARMAMENTÁRIO**

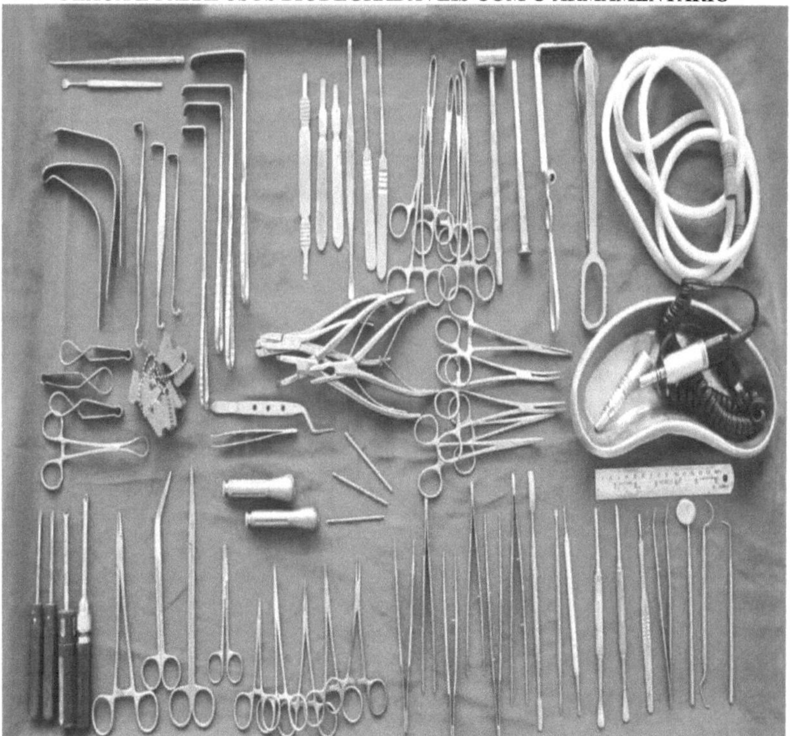

**ARMAMENTÁRIO CIRÚRGICO**

# PACIENTE - 1

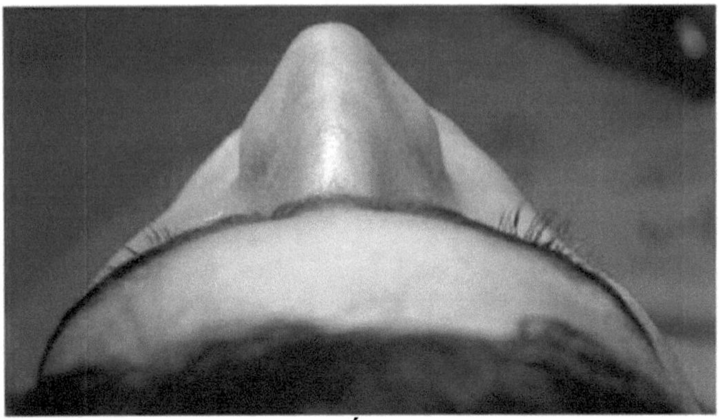

**PRÉ-OP**

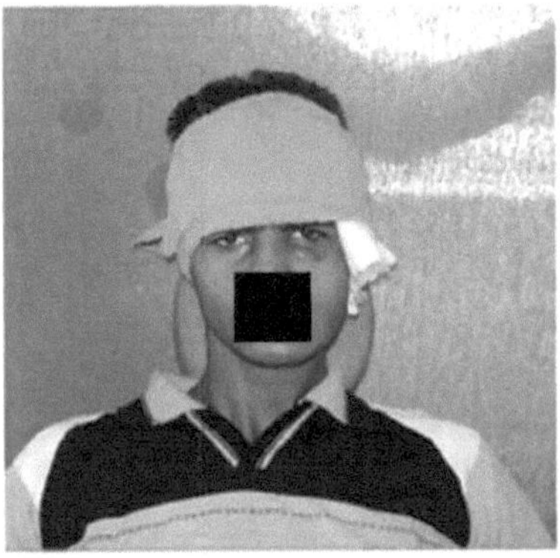

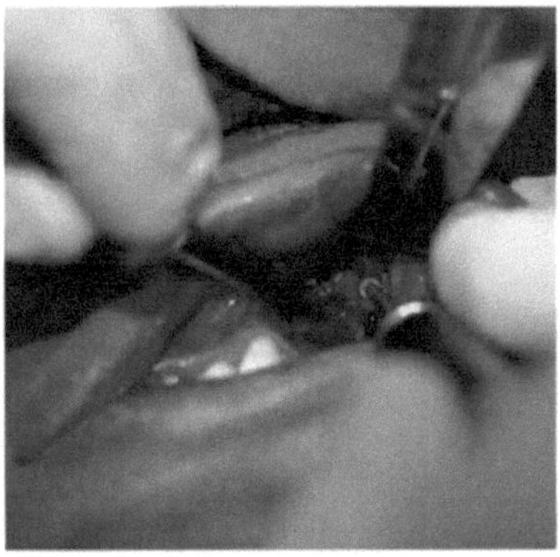

**PRE-OPINTRA-OP**

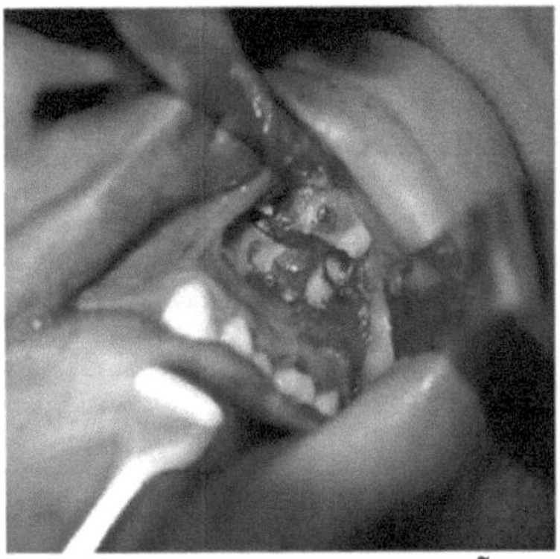

**PLACA EM POSIÇÃO**

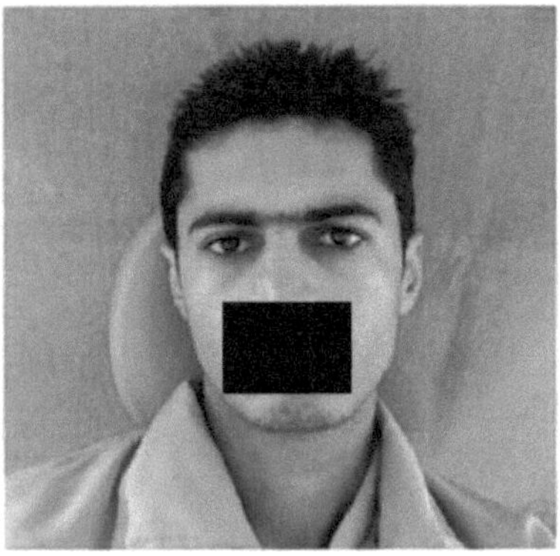

**POST-OP**

# PACIENTE - 2

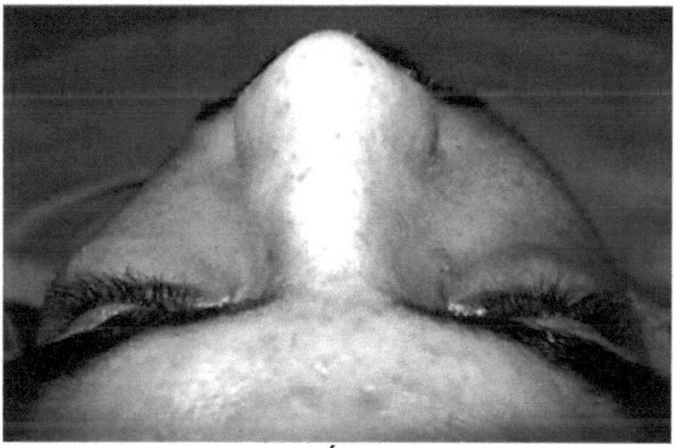

**PRÉ-OP**

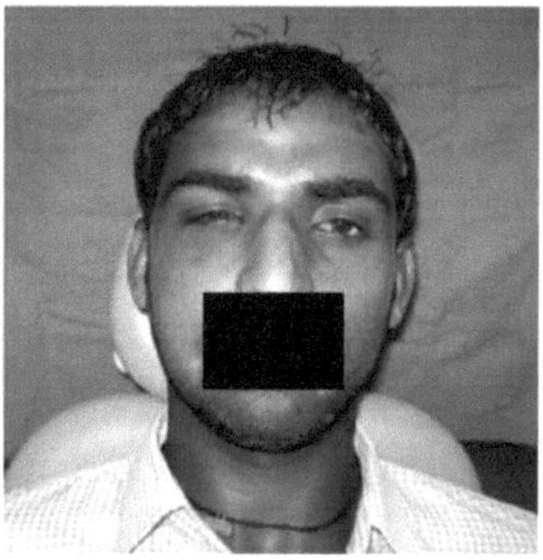

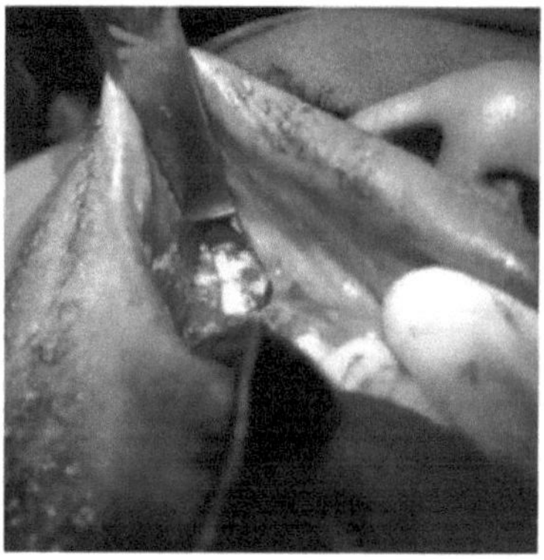

**PRE-OPINTRA-OP**

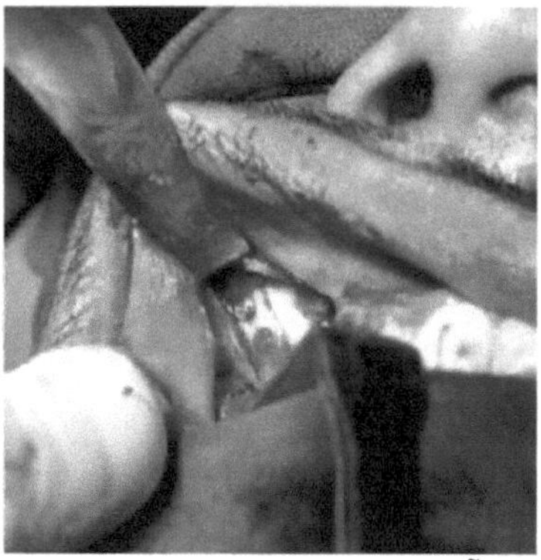

**PLACA EM POSIÇÃO**

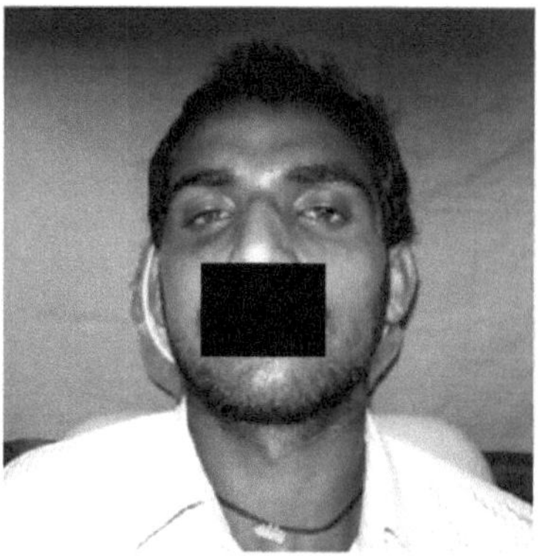

**POST-OP**

# PACIENTE - 3

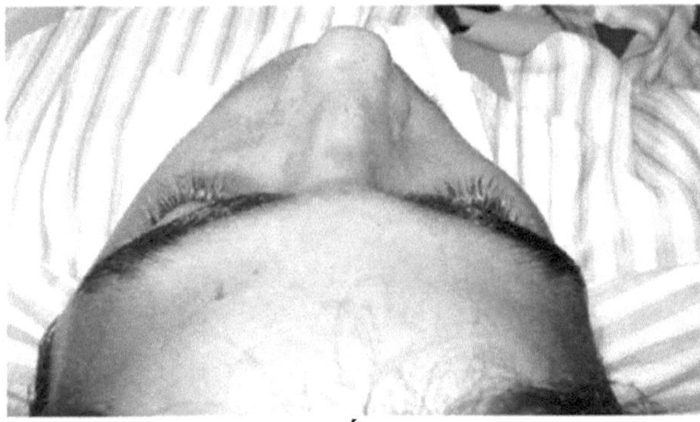

**PRÉ-OP**

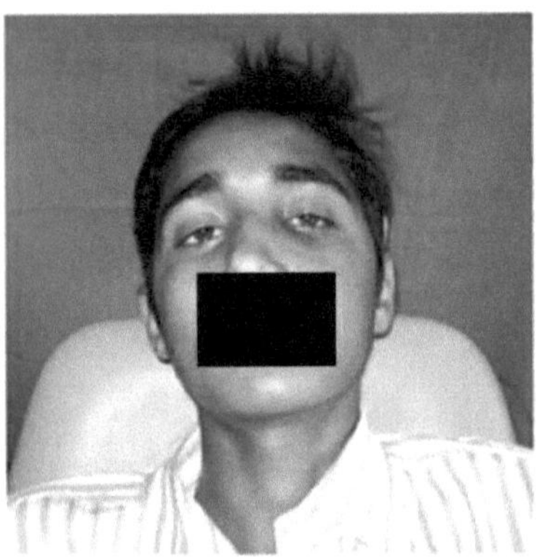

**PRE-OP**

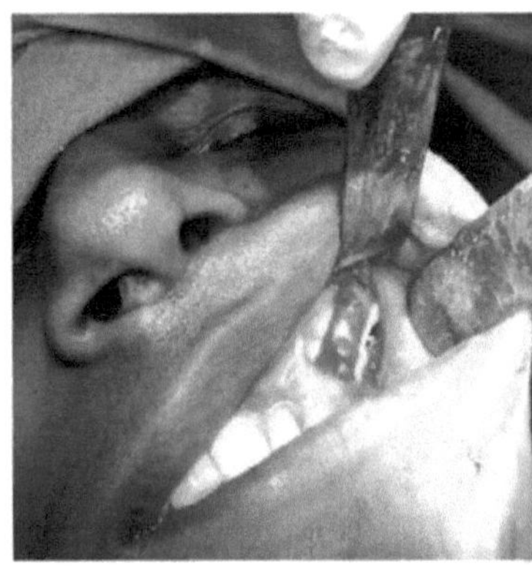

**INTRA-OP**

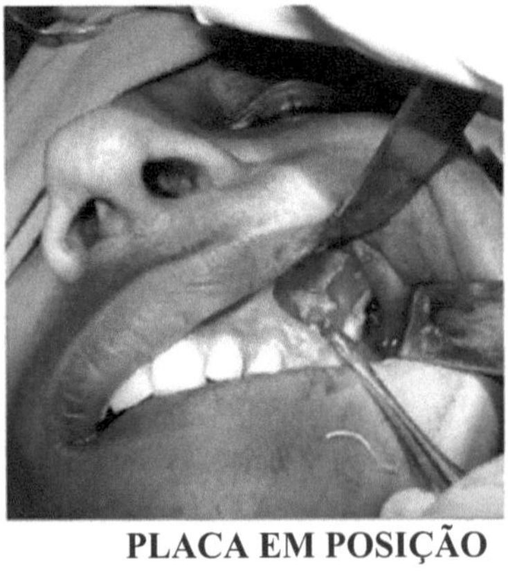

**PLACA EM POSIÇÃO**

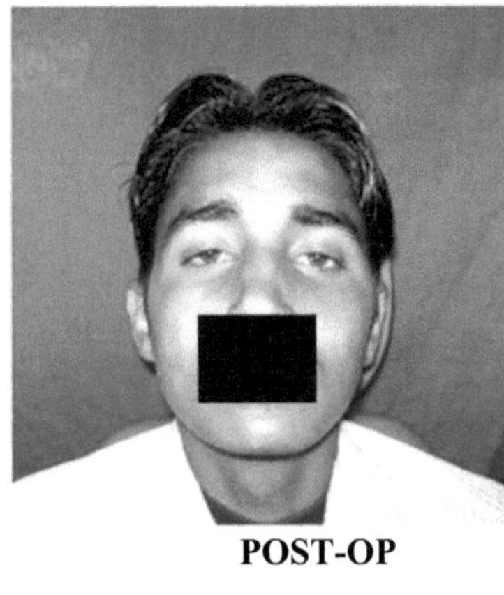

**POST-OP**

# PACIENTE - 4

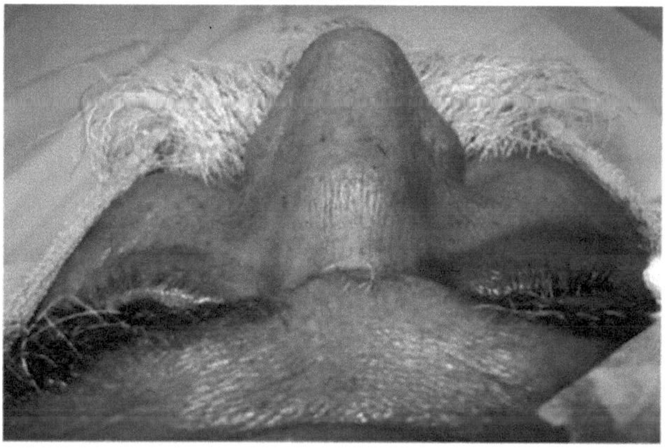

PRÉ-OP

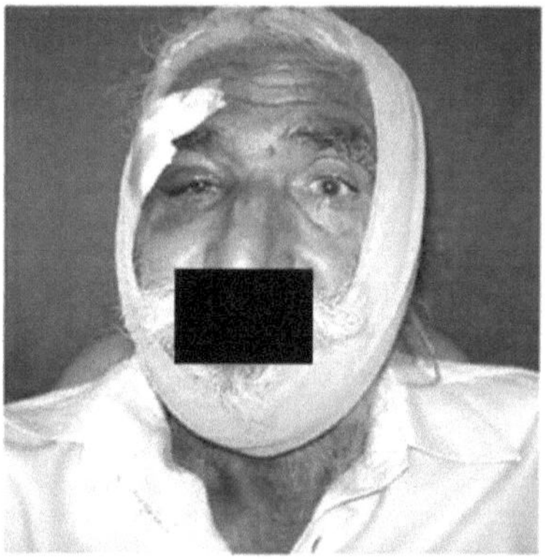

TRA-OP

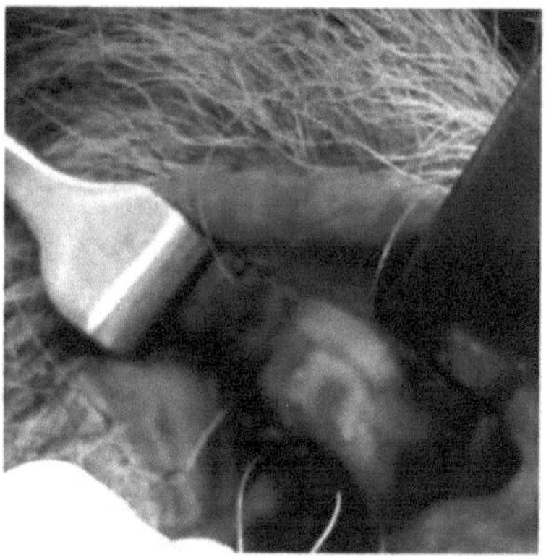

PRE-OPIN

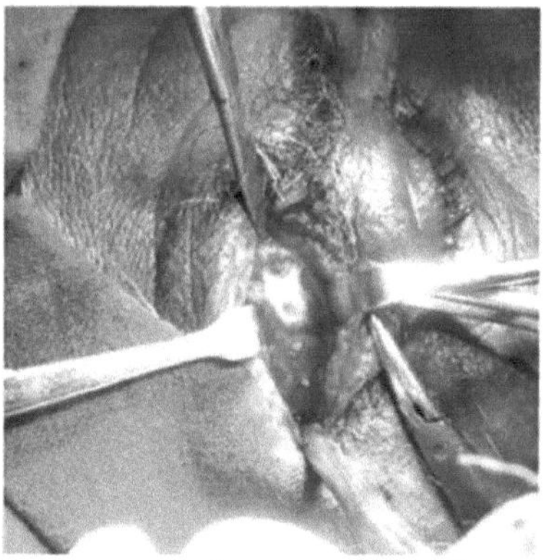

PLACA EM POSIÇÃO

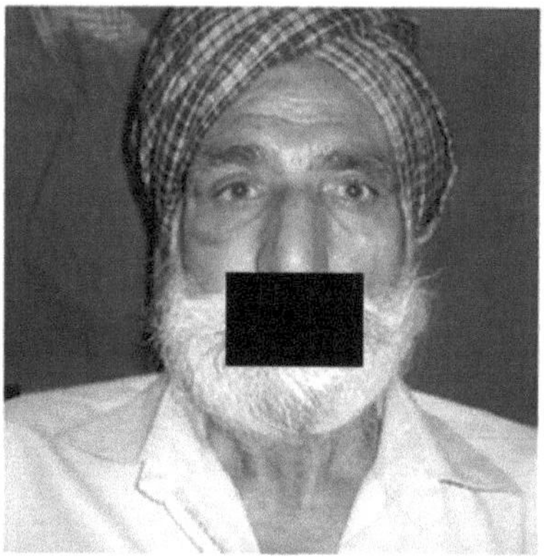

POST-OP

PACIENTE - 5

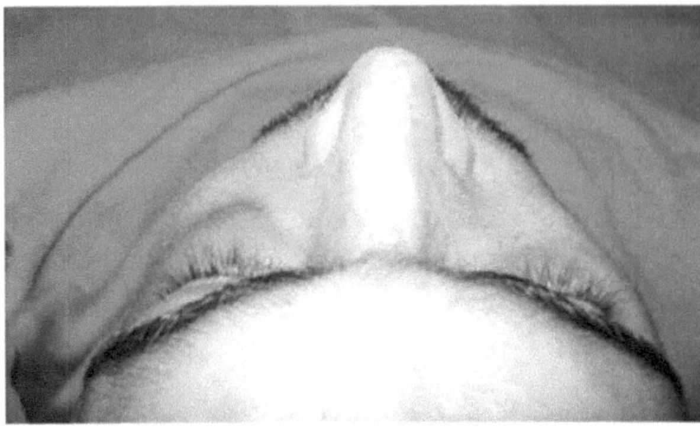

PRÉ-OP

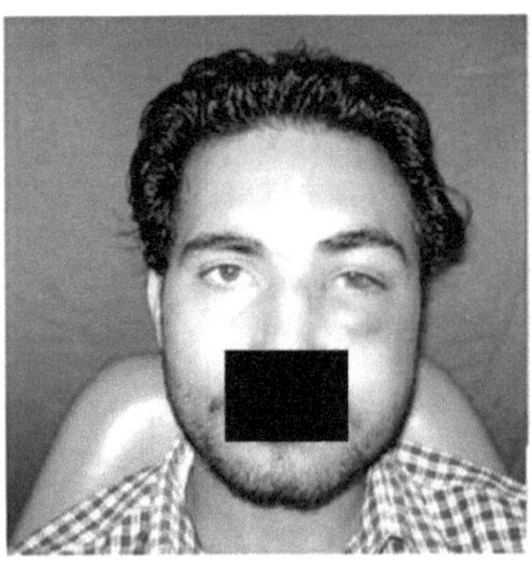

PRÉ-OP

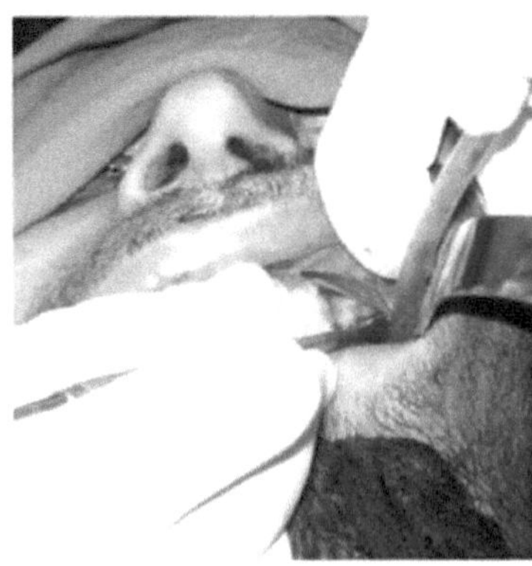

INTRA-OP

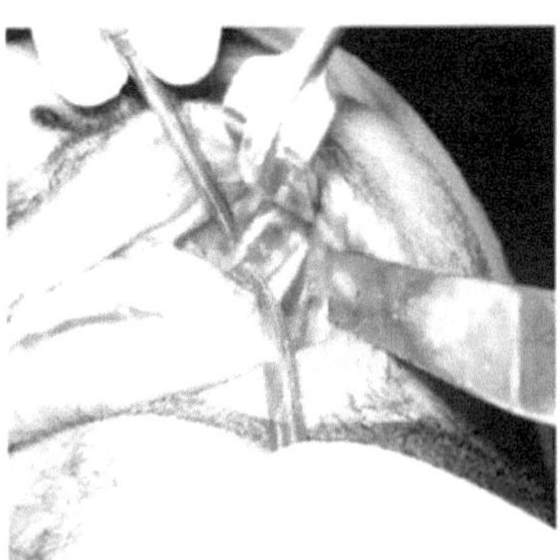

PLACA EM POSIÇÃO

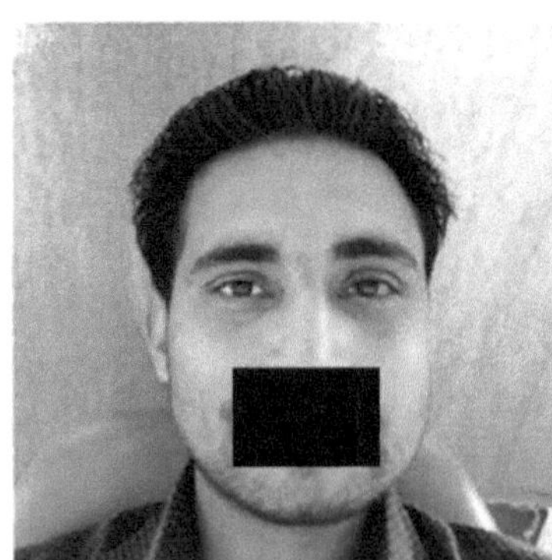

POST-OP

# PACIENTE - 6

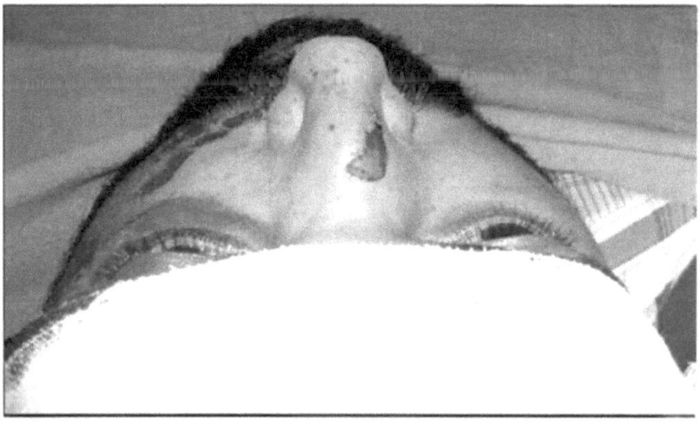

**PRÉ-OP**

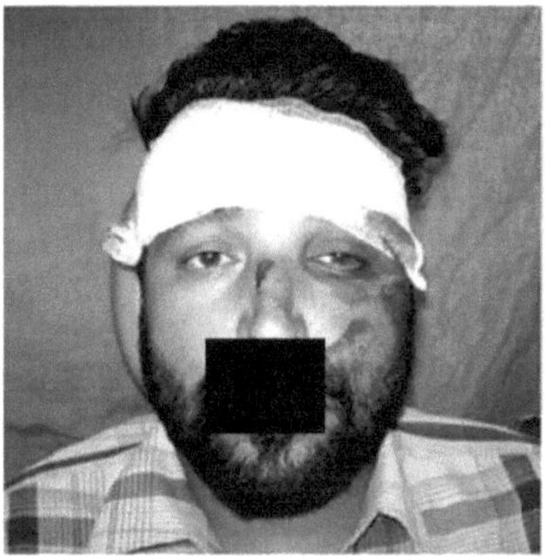

**PRÉ-OP**

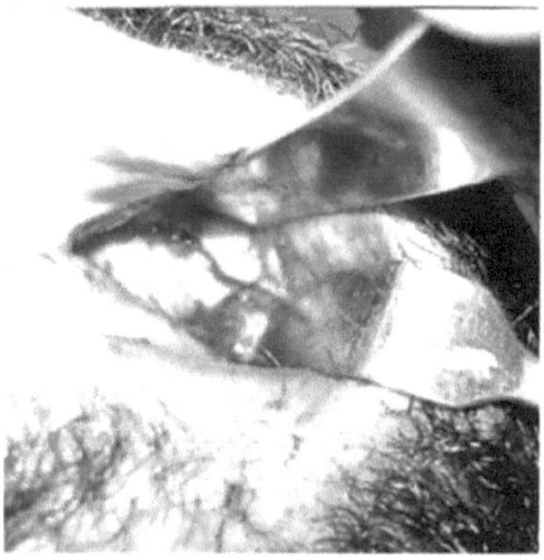

**INTRA-OP**

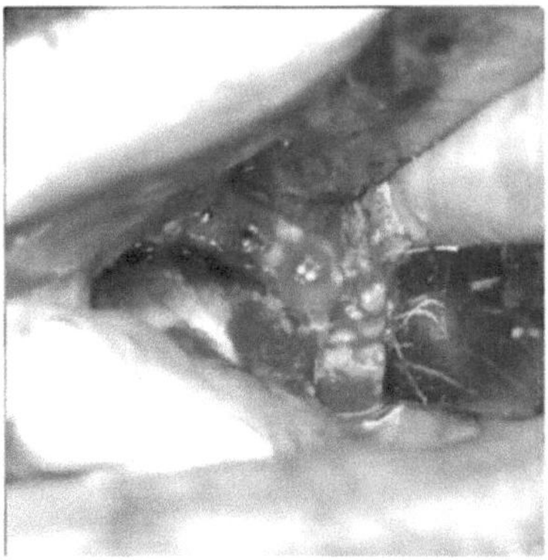

**PLACA EM POSIÇÃO**

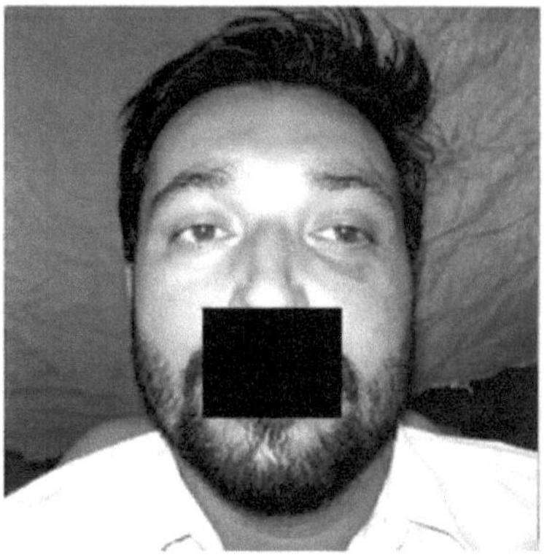

**POST-OP**

PACIENTE - 7

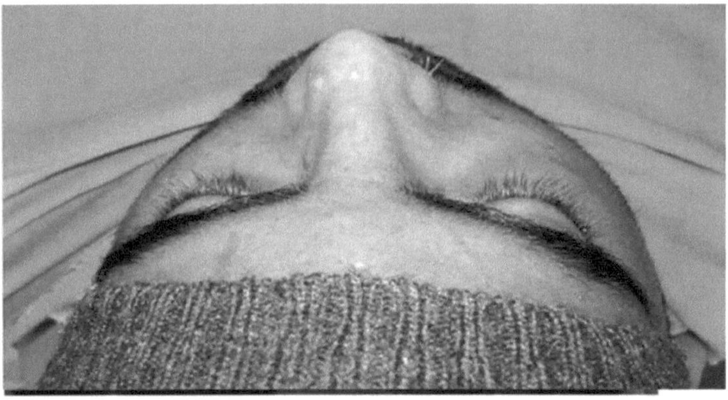

**PRÉ-OP**

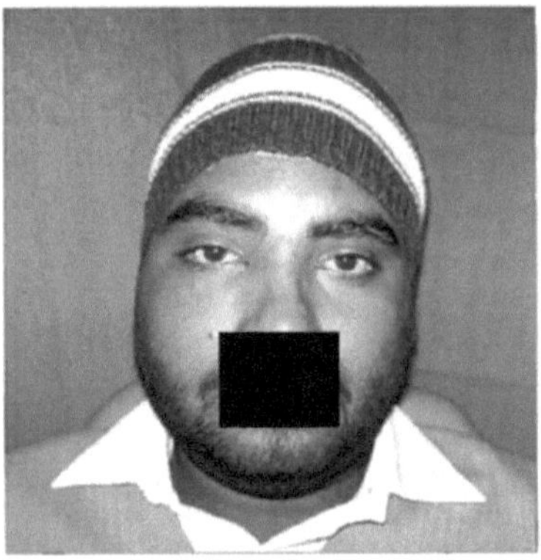

**PRÉ-OP**

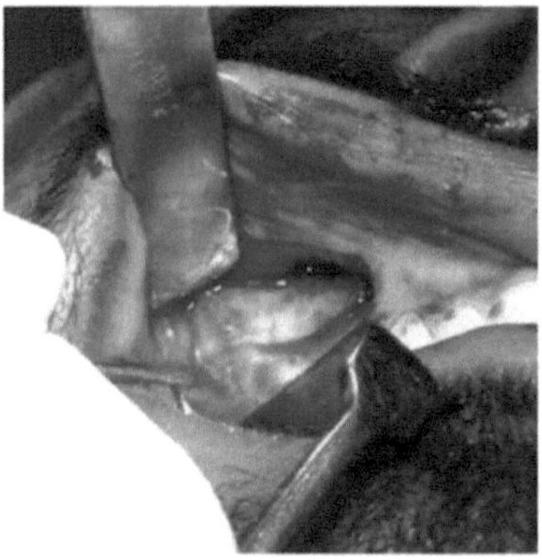

**INTRA-OP**

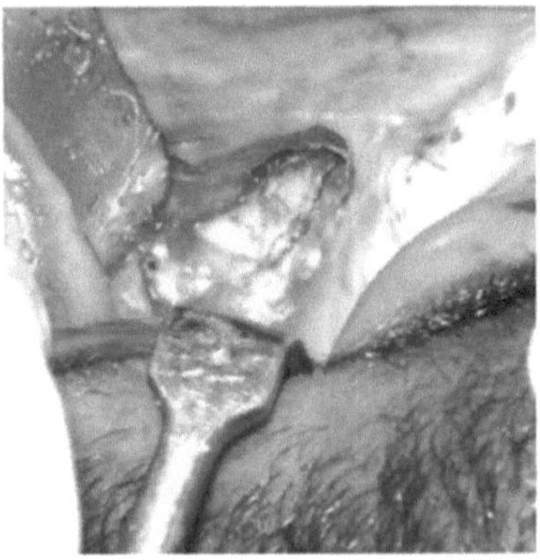

**PLACA EM POSIÇÃO**

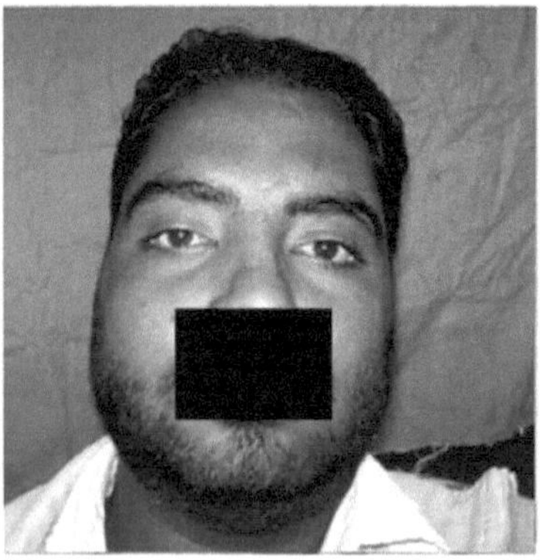

**POST-OP**

# PACIENTE - 8

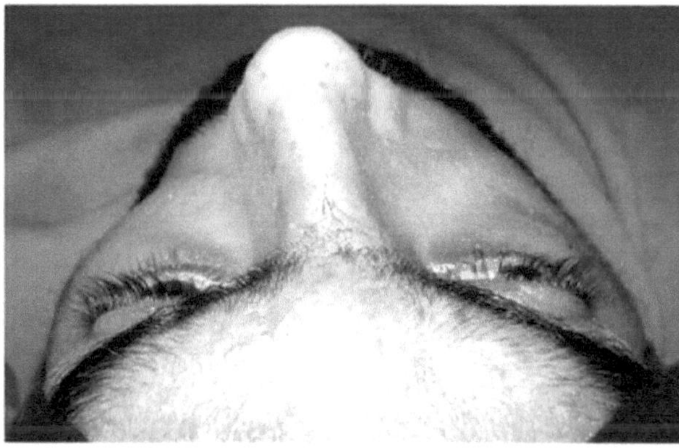

**PRÉ-OP**

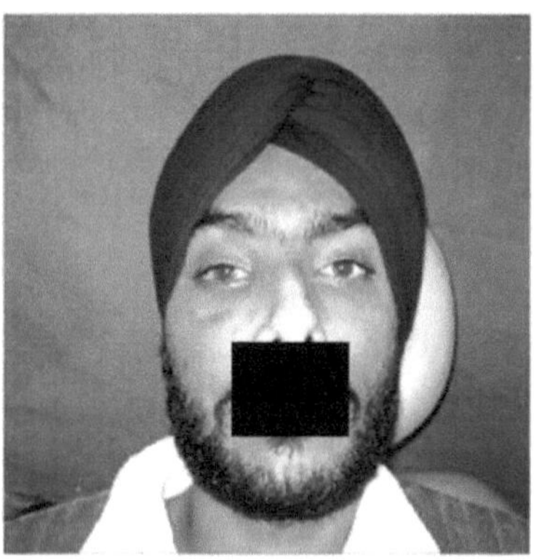

**TRA-OP**

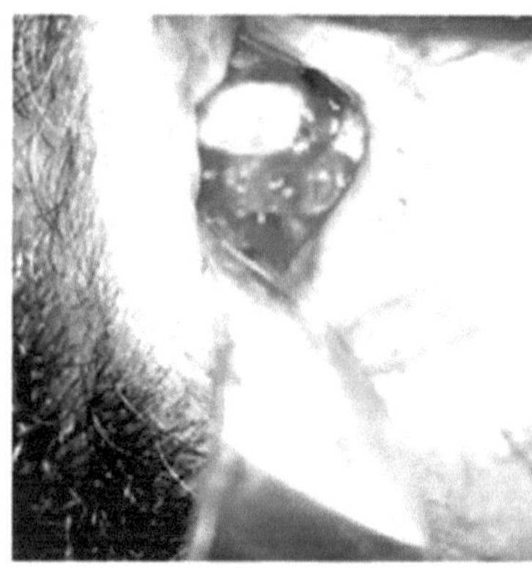

**PRE-OPIN**

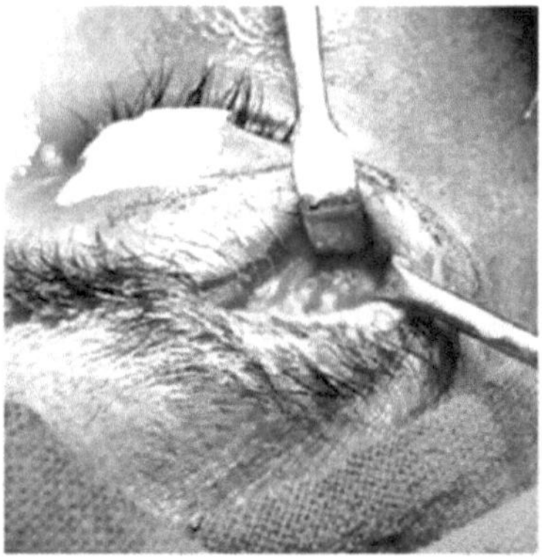

**PLACA EM POSIÇÃO**

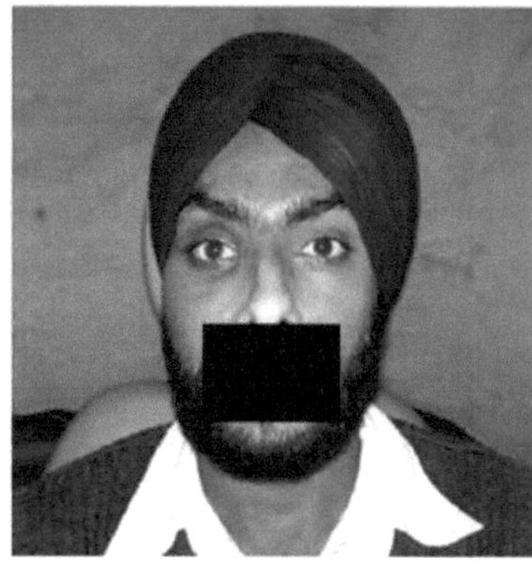

**POST-OP**

# PACIENTE - 9

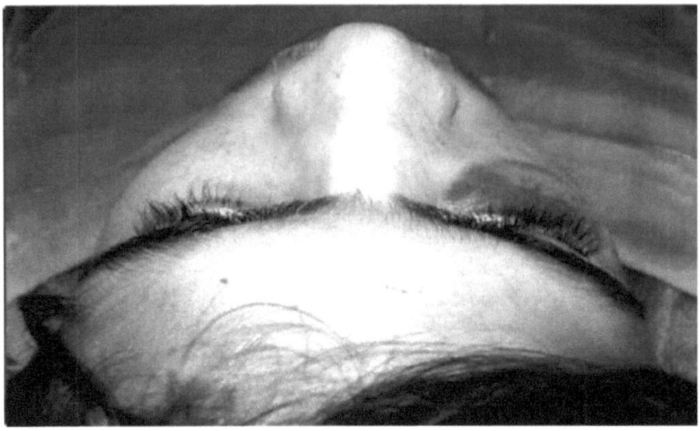

**PRÉ-OP**

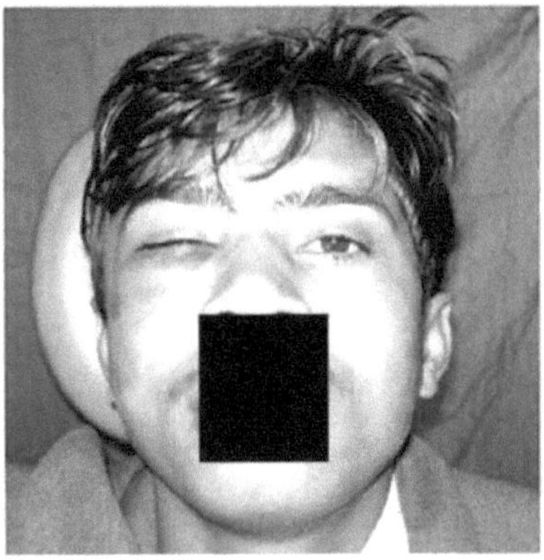

**PRÉ-OP**

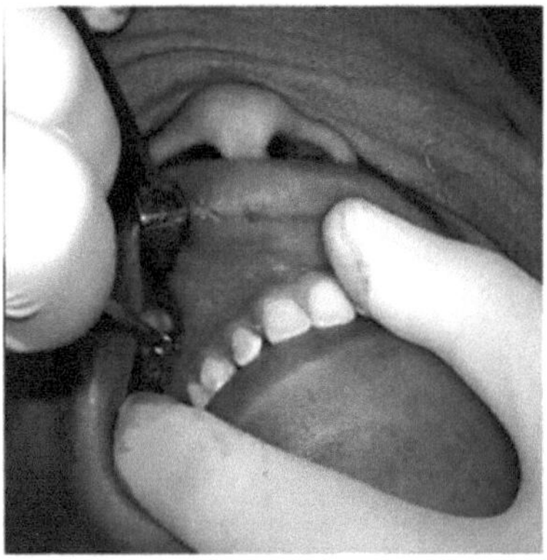

**INTRA-OP**

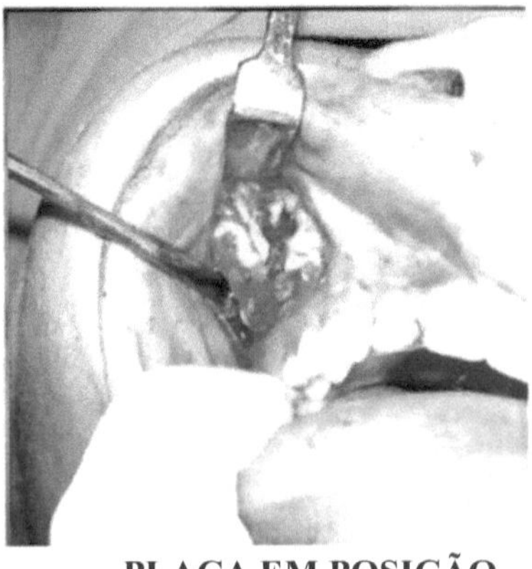

**PLACA EM POSIÇÃO**

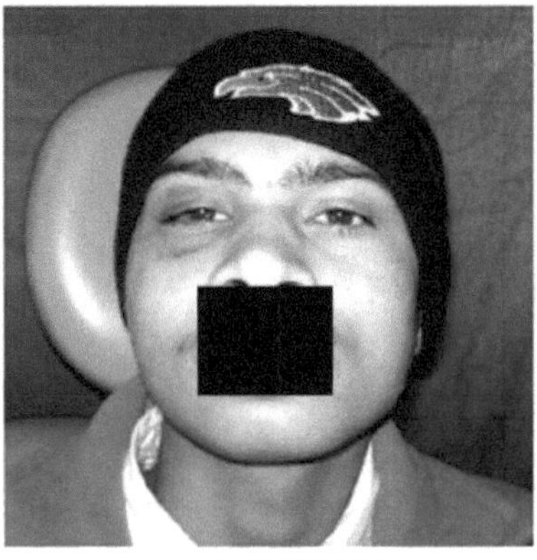

**POST-OP**

PACIENTE - 10

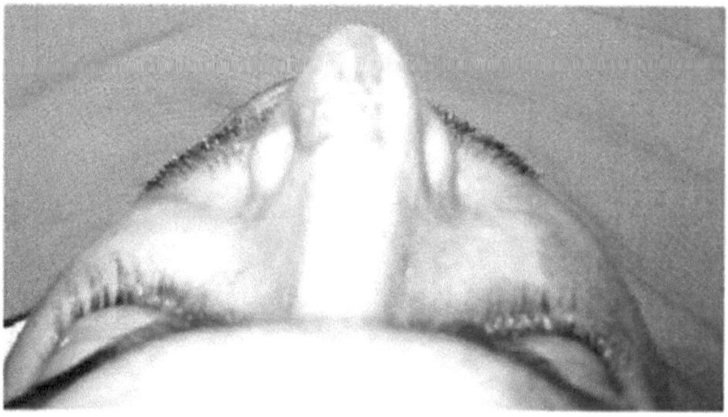

**PRÉ-OP**

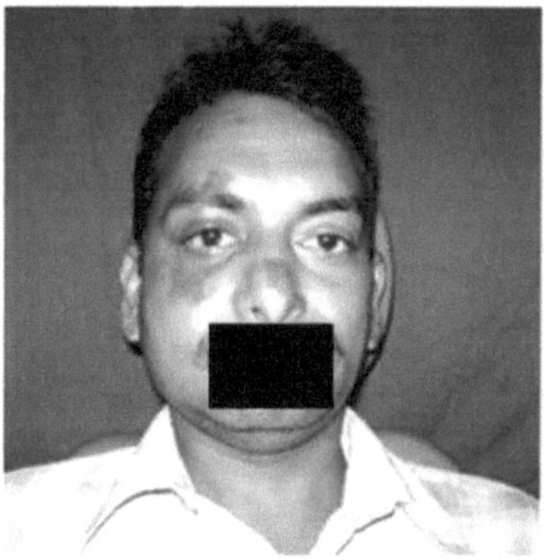

**PRE-OP**

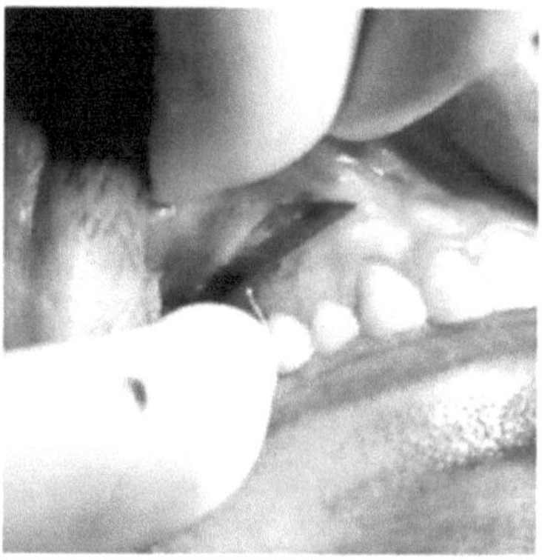

**INTRA-OP**

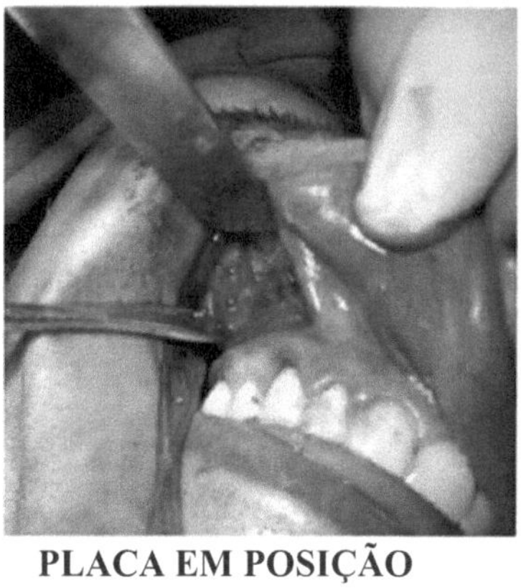

**PLACA EM POSIÇÃO**

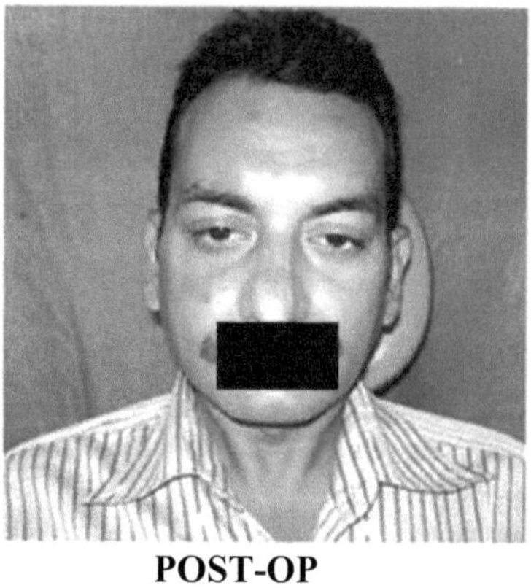

**POST-OP**

PACIENTE - 11

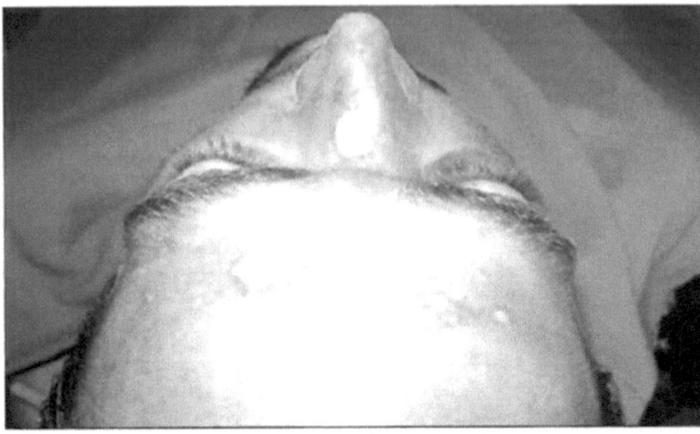

**PRÉ-OP**

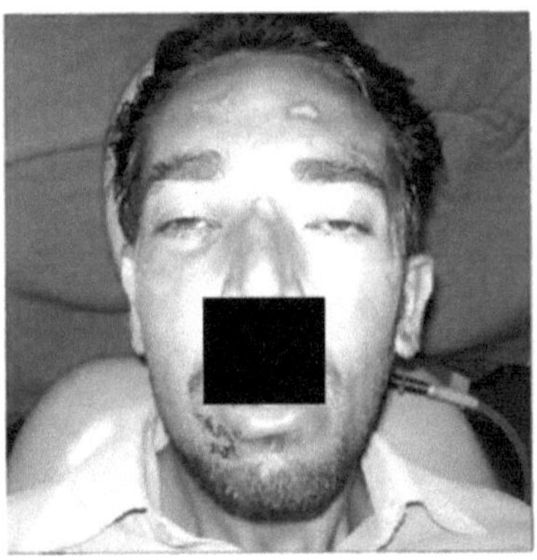

**PRÉ-OP**

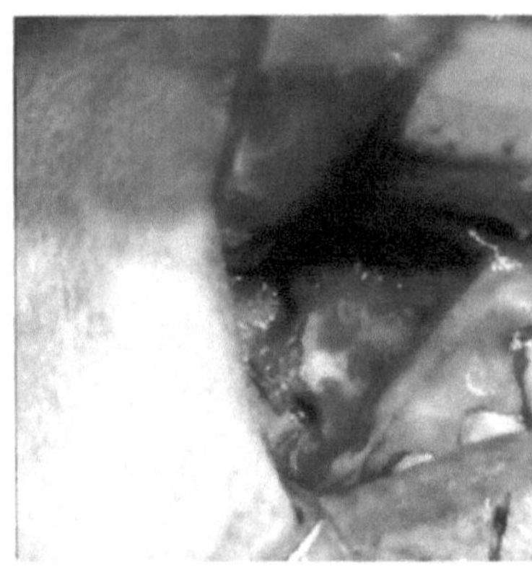

**INTRA-OP**

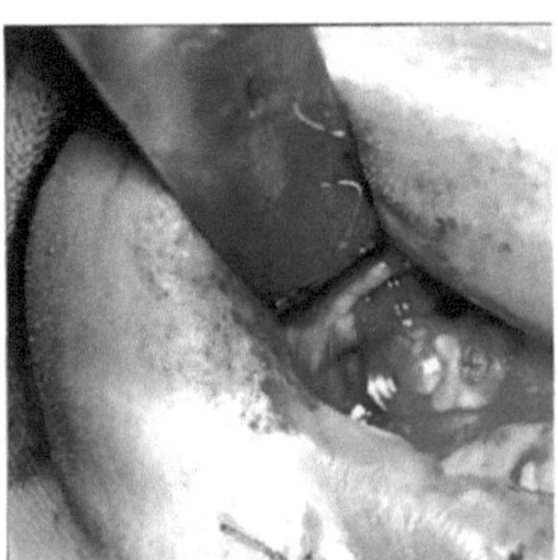

**PLACA EM POSIÇÃO**

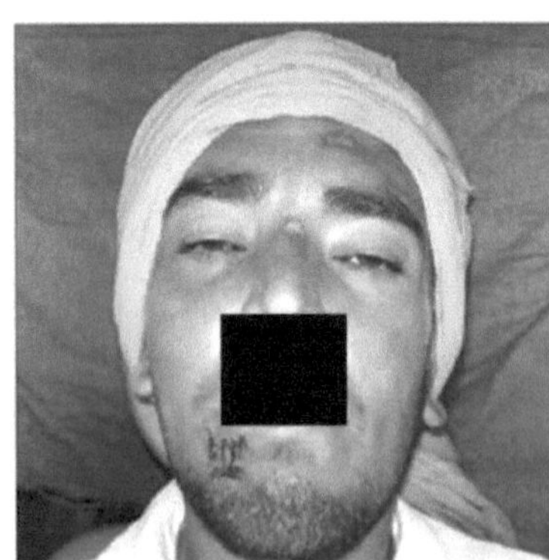

**POST-OP**

PACIENTE - 12

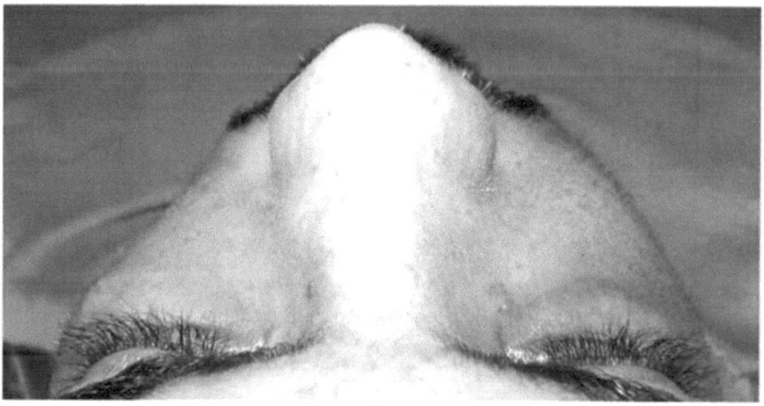

**PRÉ-OP**

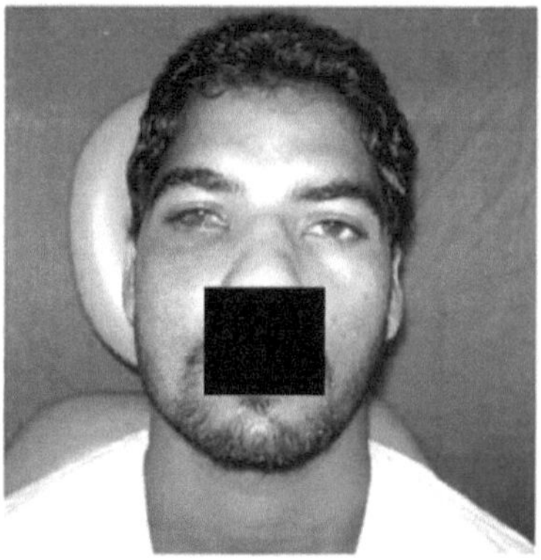

**TRA-OP**

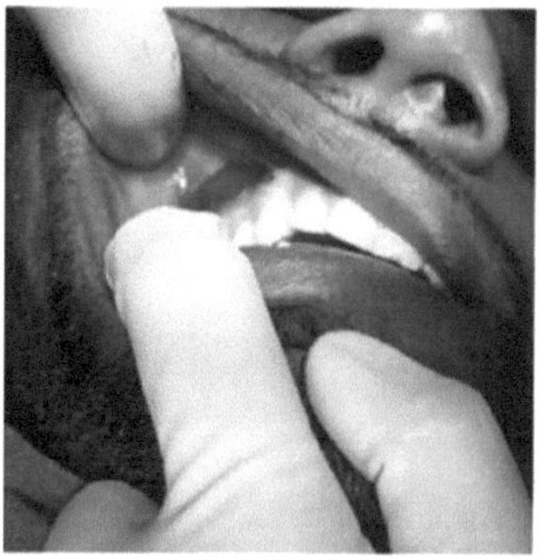

**PRE-OPIN**

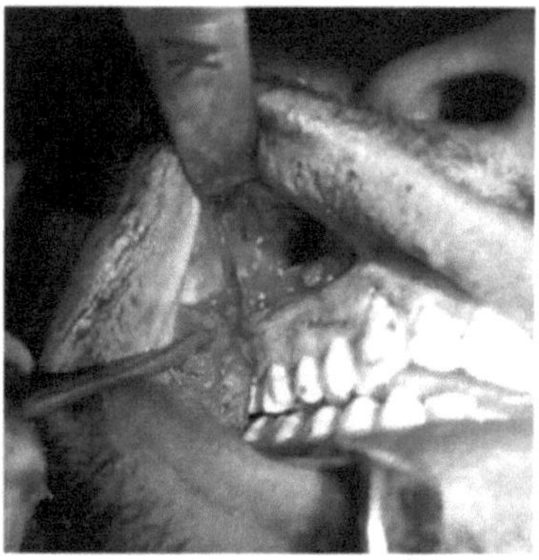

**PLACA EM POSIÇÃO**

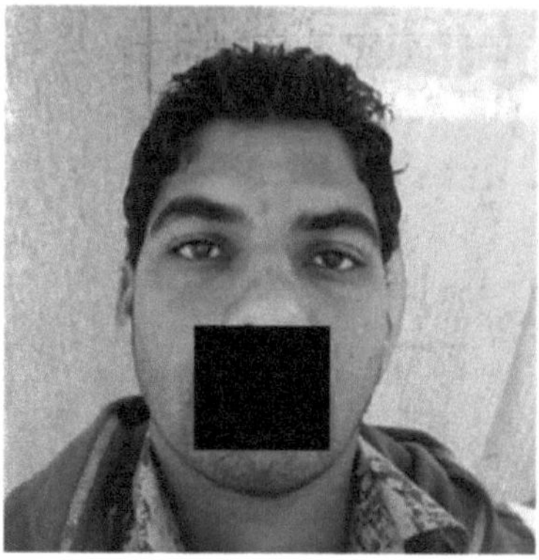

**POST-OP**

PACIENTE - 13

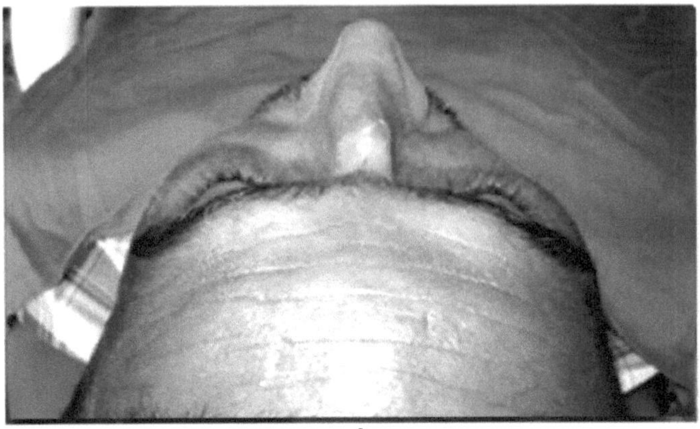

PRÉ-OP

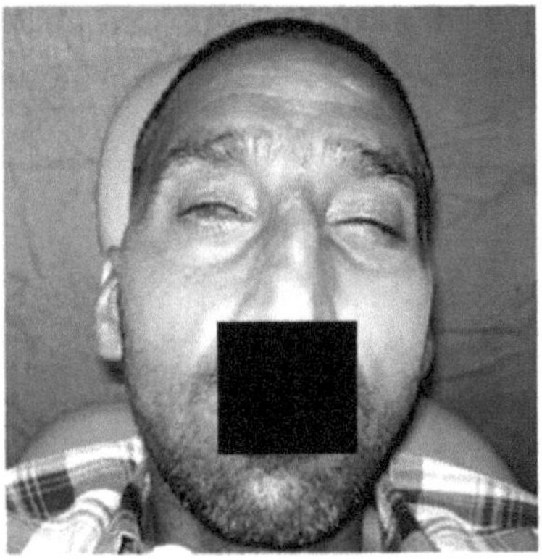

PRÉ-OP

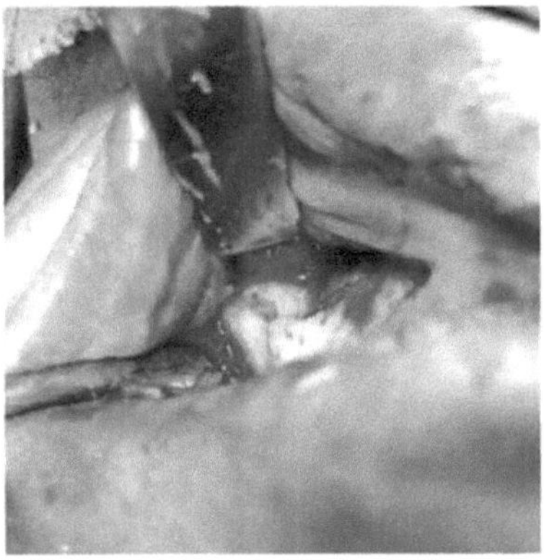

INTRA-OP

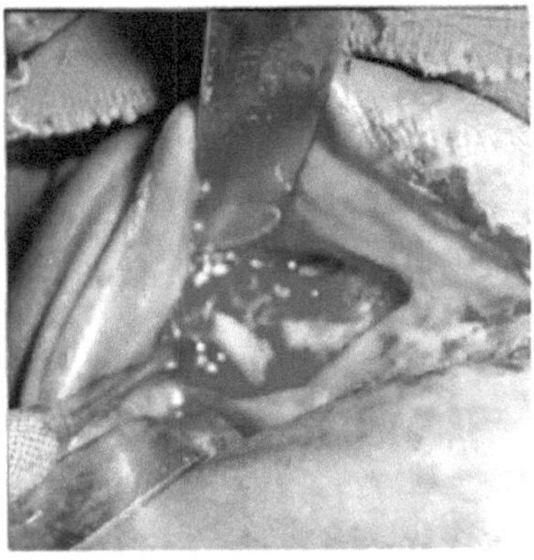

PLACA EM POSIÇÃO

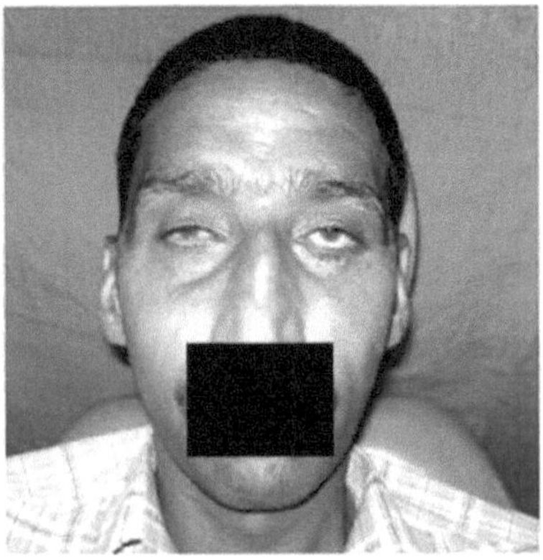

POST-OP

# PACIENTE - 14

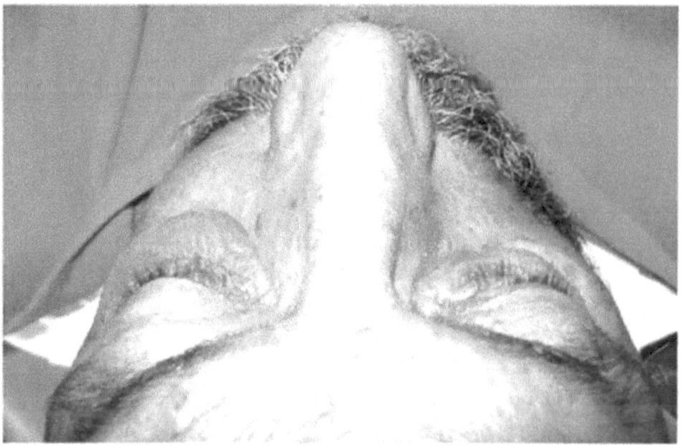

**PRÉ-OP**

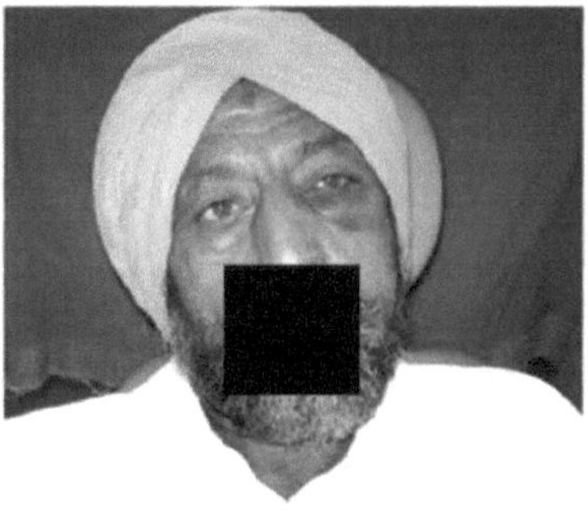

**PRÉ-OP**

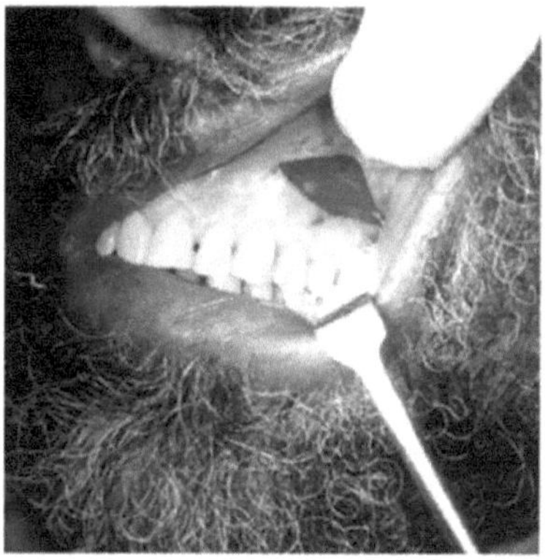

**INTRA-OP**

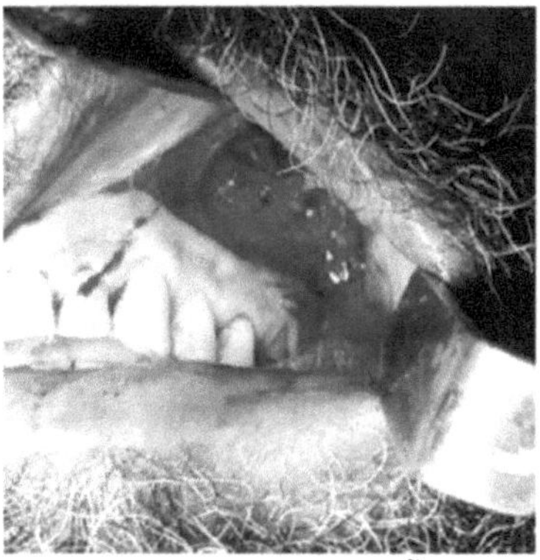

**PLACA EM POSIÇÃO**

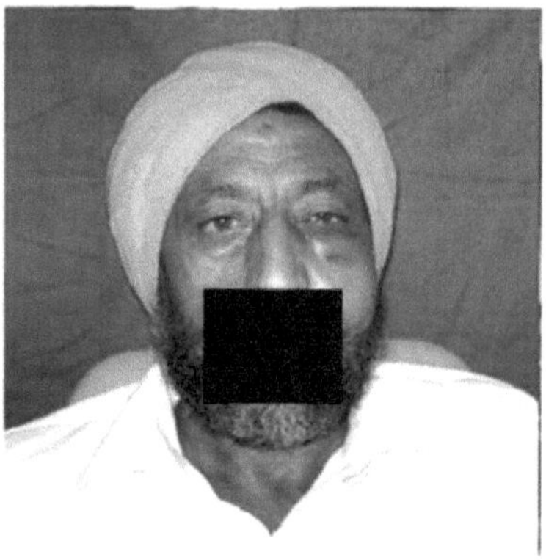

**POST-OP**

PACIENTE - 15

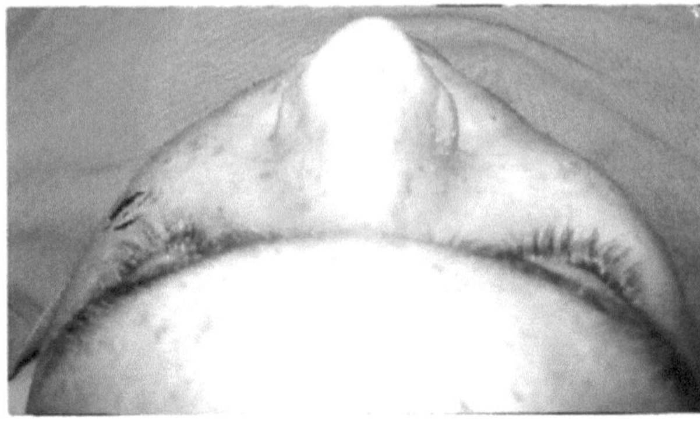

**PRÉ-OP**

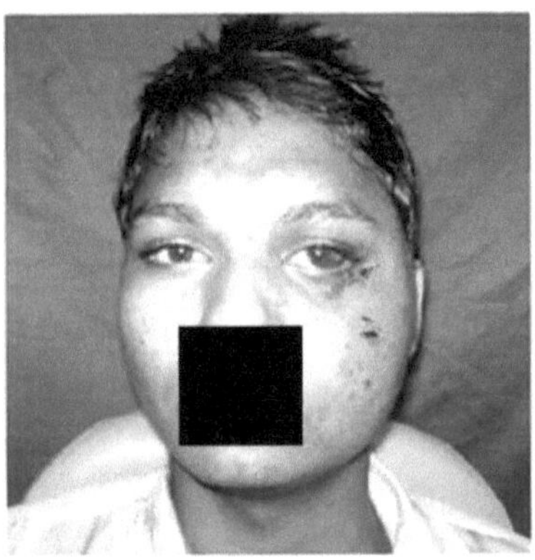

**PRÉ-OP**

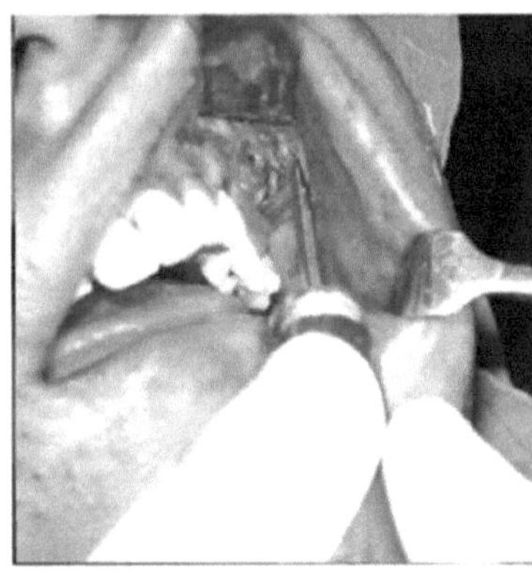

**INTRA-OP**

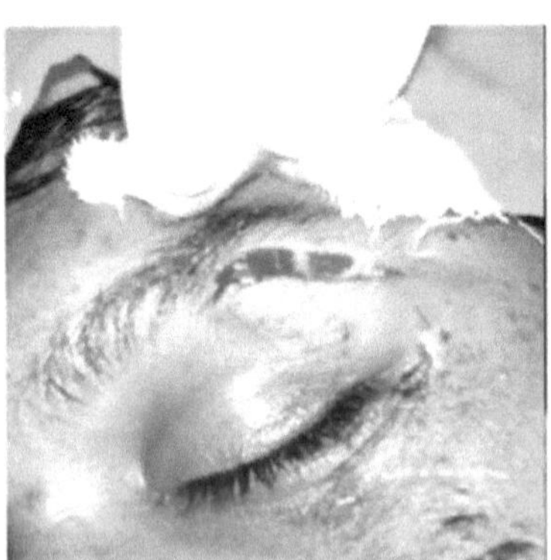

**INTRA-OP**

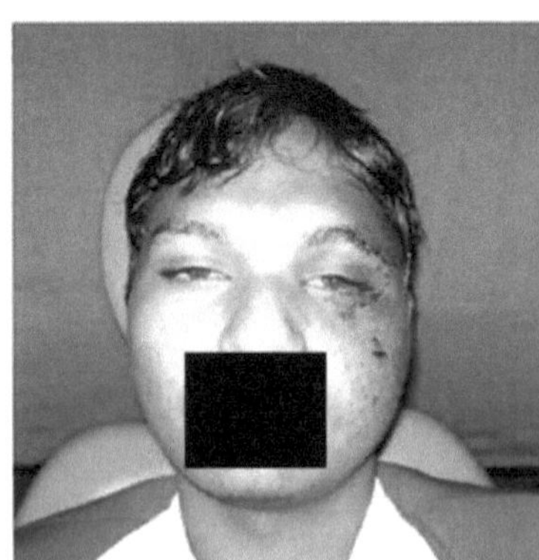

**PÓS-OP**

# 7. ANEXO I

**DEPTT. DE CIRURGIA ORAL E MAXILOFACIAL**

**G.N.D. FACULDADE DE MEDICINA DENTÁRIA E INSTITUTO DE INVESTIGAÇÃO, SUNAM**

## CONSENTIMENTO INFORMADO

I, Sr. / Sra........................................................., S/O ou D/O ..................................,

R/Por este meio dou .........................................................o meu consentimento pela participação no estudo "Management of Zygomatic Bone Fractures Using Biodegradable Plates and Screws" ("Tratamento de fracturas do osso zigomático utilizando placas e parafusos biodegradáveis"), realizado no Departamento de Cirurgia Oral e Maxilofacial do G.N.D. Dental College and Research Institute, Sunam.

1. O procedimento e as possíveis complicações associadas foram-me explicados na minha própria língua. Dou, por este meio, o meu consentimento voluntário e incondicional para o procedimento, sem qualquer receio ou pressão, em estado mental são e consciente e por minha conta e risco.
2. Para meu benefício, se for necessária uma abordagem cirúrgica extra-oral, não tenho qualquer objeção.
3. Para meu benefício, se for necessário um acompanhamento pós-operatório ou investigações, colaborarei.
4. Se, em qualquer altura, desejar abandonar o estudo, informarei o facto.

Testemunha / representante: Assinatura do doente

Data:

## Anexo - II
## História do caso
## Departamento de Cirurgia Oral e Maxilofacial
## Guru Nanak Dev Dental College & RI, Sunam

**Dados do doente**

Nome
Idade / Sexo
Endereço e número de telefone
Nome e parentesco da pessoa que faz o historial do doente inconsciente

**Queixa principal**

**História da doença atual**

**História dentária anterior**

**História médica anterior**

[H/O doença significativa, medicação, cirurgia anterior, internamento hospitalar, transfusão de sangue, alergias]

**História pessoal, social e familiar**

**Exame geral:**

**Estado mental**

**Marcha**

**Construir**

**Nutrição**

**Cianose**

**Abertura da boca**

**Sinais vitais**
**Temp:** **pulsação:**
**TA:** **frequência respiratória:**

**Nível de consciência de acordo com a GCS :**

| | | **Adults** | **Infants/Children** |
|---|---|---|---|
| Eye opening | 4 | Spontaneous | Spontaneous |
| | 3 | To voice | To voice |
| | 2 | To pain | To pain |
| | 1 | None | None |
| Verbal | 5 | Oriented | Alert, normal vocalization |
| | 4 | Confused | Cries but consolable |
| | 3 | Inappropriate words | Persistently irritable |
| | 2 | Incomprehensible words | Restless, agitated, moaning |
| | 1 | None | None |
| Motor response | 6 | Obeys commands | Spontaneous, purposeful |
| | 5 | Localizes pain | Localizes pain |
| | 4 | Withdraws | Withdraws |
| | 3 | Abnormal flexion | Abnormal flexion |
| | 2 | Abnormal extension | Abnormal extension |
| | 1 | None | None |

**EXAME EXTRA-ORAL:-**

**Inspeção :**

> **Simetria facial**

> **Achatamento da bochecha**

**Hemorragia subconjuntival**

**Equimoses :-**

- **Pré/pós-auricular**
- **Periorbital**

**Nível dos olhos**

**Diplopia**

**Exoftalmo/enoftalmo**

**Desvio nasal**

**Exame do ouvido**

- **Inchaço da ATM**

- **Hemorragia (ouvido externo, ouvido médio)**

- **Otorréia**

**Desvio da mandíbula ao abrir e fechar**

**Parestesia labial**

**PALPAÇÃO:**

**Exame das órbitas :-**

- **Sutura FZ**

- **Margem infra-orbital**

- **Margem supraorbital**

**Exame do arco zigomático:**

- **Depressão pré-auricular**
- **Palpação do movimento de abertura/fecho do meato auditivo externo**

- **Sensibilidade pré-auricular**

**Rebordo mandibular:**
**Inferior -**
**Posterior -**

**<u>EXAME INTRA-ORAL</u>:**

**<u>Tecido duro</u> :-**

**Número de dentes**

**Em falta**

**Cariados**

**Fratura**

**Luxado**

**Avulsionado**

**Oclusão**

**<u>Tecidos moles</u> :-**

**Gengiva**

**Lábios**

**Vestíbulo**

**Língua**

**Paladar**

**Pavimento da boca**

**Fixação das glândulas supra-renais**

**Orofaringe**

**Outros :-**

1. **Mordida aberta anterior**
2. **Equimose intra-oral**

   **Sublingual**
   **Vestíbulo bucal**
   **Contraforte zigomático**
   **Forame palatino maior**
   **Borda anterior do ramo (hematoma revelador de fratura do coronoide)**

3. **Midpalatine**
4. **Defeito de degrau na arcada superior e/ou inferior**

**PALPAÇÃO :-**

**Parede anterior do seio maxilar**

**Contraforte zigomático**

**Exame do maxilar (sensibilidade / mobilidade)**

**Exame dentoalveolar**

**Fratura do coronoide**

**PERCUSSÃO :-**

**Som de fenda para fratura do maxilar**

**EXAME RADIOLÓGICO :**

**Maxila:** **Occipitomental 10 graus / 30 graus**
**Lateral verdadeiro a 6 pés**
**Vista oclusal do maxilar**

**Zygoma:** **Vista da água**
**Vista do submentovertex**

**Côndilo:** **Vista lateral oblíqua**

**OPG**

**Vista em PA da mandíbula / crânio**

**TAC**

**INVESTIGAÇÃO BIOQUÍMICA :-**

**Sangue**

**Soro**

**Urina**

**DIAGNÓSTICO CLÍNICO**

**DIAGNÓSTICO DIFERENCIAL**

**DIAGNÓSTICO FINAL**

**PROGNÓSTICO**

**PLANO DE TRATAMENTO**

# Anexo III

**Departamento de Cirurgia Oral e Maxilofacial**
**Guru Nanak Dev Dental College & RI, Sunam**

## Avaliação pós-operatória

| | | |
|---|---|---|
| Depressão da região malar | : | Sim/Não |
| Envolvimento do nervo infra-orbital | : | Sim/Não |
| Abertura da boca limitada | : | Sim/Não |
| Diplopia | : | Sim/Não |
| Redução anatómica | : | Sim/Não |

**Complicações pós-operatórias em termos de:**

| | |
|---|---|
| - Inflamação ou reação de corpo estranho no local da placa : | Sim/Não |
| - Infeção no local da placa : | Sim/Não |
| - Formação de seios estéreis : | Sim/Não |
| - Deiscência com ou sem exposição do implante : | Sim/Não |

| Sr. No. | Name | Age & Sex | CR/OPD No. | Etiology of fracture | Operative Delay | Number of plates used | Complications | Management |
|---|---|---|---|---|---|---|---|---|
| 1 | Hardeep Singh | 20/M | 163195 | RTA | 11 days | 1 - zygomaticomaxillary buttress | - | - |
| 2 | Sukhwinder Singh | 23/M | 180549 | Sports related injury | 6 days | 1 - zygomaticomaxillary buttress | - | - |
| 3 | Shamsher Singh | 17/M | 187539 | RTA | 2 days | 1 - zygomaticomaxillary buttress | - | - |
| 4 | Gurjeet Singh | 60/M | 201903 | RTA | 3 days | 1 - zygomaticomaxillary buttress<br>1 – F-Z suture | - | - |
| 5 | Bhinder Singh | 21/M | 214375 | RTA | 7 days | 1 - zygomaticomaxillary buttress | - | - |
| 6 | Sandeep Singh | 26/M | 205279 | RTA | 15 days | 1 - zygomaticomaxillary buttress<br>1 – F-Z suture | 2 screw head fractures | Replaced by new screws |
| 7 | Avtar Singh | 24/M | 206838 | Assault | 7 days | 1 - zygomaticomaxillary buttress | - | - |
| 8 | Bikkar Singh | 19/M | 208209 | RTA | 5 days | 1 - zygomaticomaxillary buttress<br>1 – F-Z suture | - | - |
| 9 | Lokesh Kumar | 18/M | 211173 | RTA | 20 days | 1 - zygomaticomaxillary buttress | - | - |
| 10 | Pawan Kumar | 35/M | 212103 | RTA | 22 days | 1 - zygomaticomaxillary buttress | - | - |
| 11 | Sukhvinder Singh | 22/M | 216024 | RTA | 4days | 1 - zygomaticomaxillary buttress | - | - |
| 12 | Nirmal Singh | 22/M | 217560 | Sports related injury | 6 days | 1 - zygomaticomaxillary buttress | - | - |
| 13 | Salim | 42/M | 216474 | RTA | 22 days | 1 - zygomaticomaxillary buttress<br>1 – F-Z suture | 2 screw head fractures | Replaced by new screws |
| 14 | Karam Singh | 50/M | 220489 | RTA | 2 days | 1 - zygomaticomaxillary buttress | Infection at site of fixation | Surgical drainage & antibiotics |
| 15 | Parul Garg | 19/M | 218979 | RTA | 24 days | 1 - zygomaticomaxillary buttress | - | - |

# 8. OBSERVAÇÕES E RESULTADOS

No presente estudo, quinze pacientes com fratura do osso zigomático foram tratados com placas e parafusos biodegradáveis. Os doentes foram selecionados independentemente da idade, sexo, casta, religião, estatuto socioeconómico e natureza da lesão.

**QUADRO -I**

**DISTRIBUIÇÃO ETÁRIA DOS DOENTES**

| Age group (in years) | No. of patients | Percentage |
|---|---|---|
| 11-20 | 5 | 33.33 % |
| 21-30 | 6 | 40 % |
| 31-40 | 1 | 6.67 % |
| 41-50 | 2 | 13.33 % |
| 51-60 | 1 | 6.67 % |

A idade dos pacientes incluídos no estudo variou de 17 a 60 anos. Pode inferir-se dos dados acima que o número máximo de doentes com fratura do osso zigomático se situava no grupo etário dos 21-30 anos (40%), sendo a média de idades de 27,87 anos + 13.

## QUADRO - II

## DISTRIBUIÇÃO DOS PACIENTES POR SEXO

| Sex | No. of patients | Percentage |
|---|---|---|
| Male | 15 | 100 % |
| Female | - | - |
| Total | 15 | |

O quadro II mostra que todos os sujeitos do presente estudo são do sexo masculino.

## QUADRO - III

## ETIOLOGIA DAS FRACTURAS DO OSSO ZIGOMÁTICO

| Cause | No. of patients | Percentage |
|---|---|---|
| Road traffic accident | 12 | 86.67 % |
| Physical assault | 1 | 6.67 % |
| Sports related injury | 2 | 13.33 % |
| Total | 15 | |

A Tabela III analisa o modo de lesão. Doze doentes (86,67%) tratados tinham antecedentes de acidentes de viação, dois doentes (13,34%) tinham antecedentes de lesões relacionadas com o desporto e um outro doente tinha antecedentes de agressão física (6,67%). É evidente que os acidentes rodoviários são a etiologia mais comum das fracturas zigomáticas.

## QUADRO -IV

## INTERVALO DE TEMPO ENTRE A LESÃO E A CIRURGIA

| Time interval | No. of patients | Percentage |
|---|---|---|
| 1-7 days | 9 | 60 % |
| 8-14 days | 1 | 6.67 % |
| 15-21 days | 2 | 13.33 % |
| 22-28 days | 3 | 20% |
| Total | 15 | |

Neste estudo, a maioria dos pacientes foi tratada no período entre 1-7 dias após a lesão. O intervalo médio entre o trauma e a cirurgia foi de 10,4 dias + 7,99, com uma variação de 2-24.

## QUADRO - V

## PRINCIPAIS SINTOMAS ASSOCIADOS AO OSSO ZIGOMÁTICO FRATURAS

| S. No. | Symptoms | No. of patients | Percentage |
|---|---|---|---|
| 1. | Depression of malar region | 12 | 80 % |
| 2. | Infraorbital nerve involvement | 13 | 86.67 % |
| 3. | Restricted mouth opening | 2 | 13.33% |
| 4. | Diplopia | Nil | 0 % |

Na apresentação, a depressão da região malar era evidente em 12 (80 %) dos casos. A depressão foi corrigida com sucesso no pós-operatório, melhorando assim a estética e a função.

A anestesia ou parestesia pós-traumática na distribuição do nervo infra-orbital estava presente em 13 (86,67%) dos casos. Seis dos doentes (46,15 %) recuperaram a sensibilidade na região da bochecha ao fim de três meses, enquanto o número aumentou para 9 (69,23 %) ao fim de seis meses. A recuperação da sensibilidade na região do lábio superior demorou mais tempo. Em 10 dos casos (76,92%), a dormência estava presente na região do lábio superior ipsilateral na consulta de seguimento de 6 meses.

No presente estudo, dois casos de fratura do osso zigomático apresentavam restrição da abertura da boca. A abertura bucal melhorou no intra-operatório em ambos os casos e permaneceu estável após a diminuição do inchaço.

## QUADRO - VI

## LOCAIS ANATÓMICOS ONDE FORAM COLOCADAS PLACAS DE COPOLÍMERO

| S. No. | Fracture site | No. of fractures | Percentage |
|---|---|---|---|
| 1. | Frontozygomatic suture region | 4 | 21.05 % |
| 2. | Zygomaticomaxillary buttress region | 15 | 78.95 % |
| 3. | Infraorbital margin | Nil | - |
| | Total | 19 | |

Em quatro pacientes, a fixação foi feita em dois pontos, envolvendo a área da sutura fronto-zigomática e a região do contraforte zigomático. Nos restantes onze doentes, foi efectuada uma fixação de um ponto na região do contraforte zigomático. Todas as fracturas se mantiveram estáveis tanto no intra como no pós-operatório.

## QUADRO - VII (A)

## FALHAS RELACIONADAS COM O MATERIAL

| Total no. of plates used | No. of plates fractured | Percentage of failure |
|---|---|---|
| 19 | 0 | 0 |

O número total de placas utilizadas neste estudo foi de 34. Nenhuma das placas fracturou durante a manipulação.

## QUADRO - VII (B)

## FALHAS RELACIONADAS COM O MATERIAL

| Total no. of screws used | No. of screw heads fractured | Percentage failure |
|---|---|---|
| 82 | 4 | 4.88 % |

Cento e quarenta e dois parafusos de 2,0 mm com 7 mm de comprimento foram utilizados neste estudo. O número de fracturas da cabeça do parafuso que ocorreram durante o aperto foi de 4 (2,81%). Estes parafusos foram perfurados e substituídos por parafusos de emergência de 2,5 mm com 7 mm de comprimento.

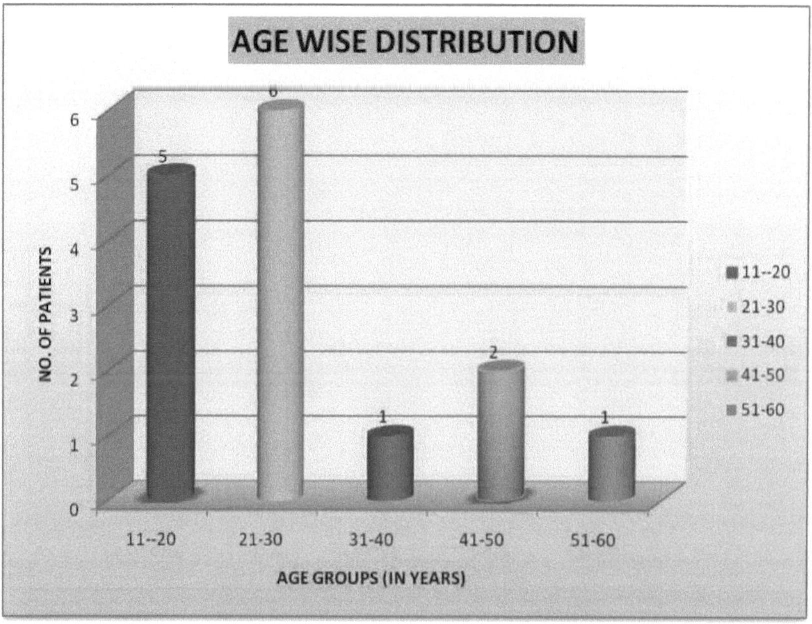
AGE WISE DISTRIBUTION
NO. OF PATIENTS
0
1
2
3
4
5
6
5
6
1
2
1
11--20
21-30
31-40
41-50
51-60
AGE GROUPS (IN YEARS)
11--20
21-30
31-40
41-50
51-60

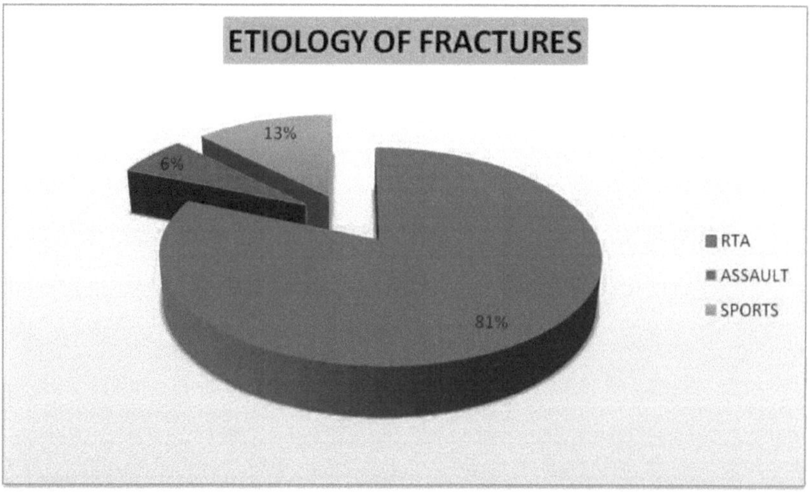
ETIOLOGY OF FRACTURES
13%
6%
81%
RTA
ASSAULT
SPORTS

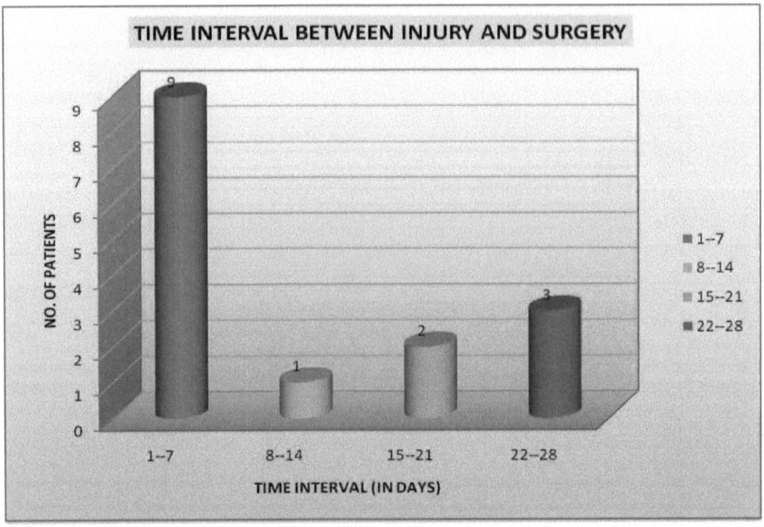
TIME INTERVAL BETWEEN INJURY AND SURGERY
NO. OF PATIENTS
TIME INTERVAL (IN DAYS)
1--7
8--14
15--21
22--28
9
1
2
3

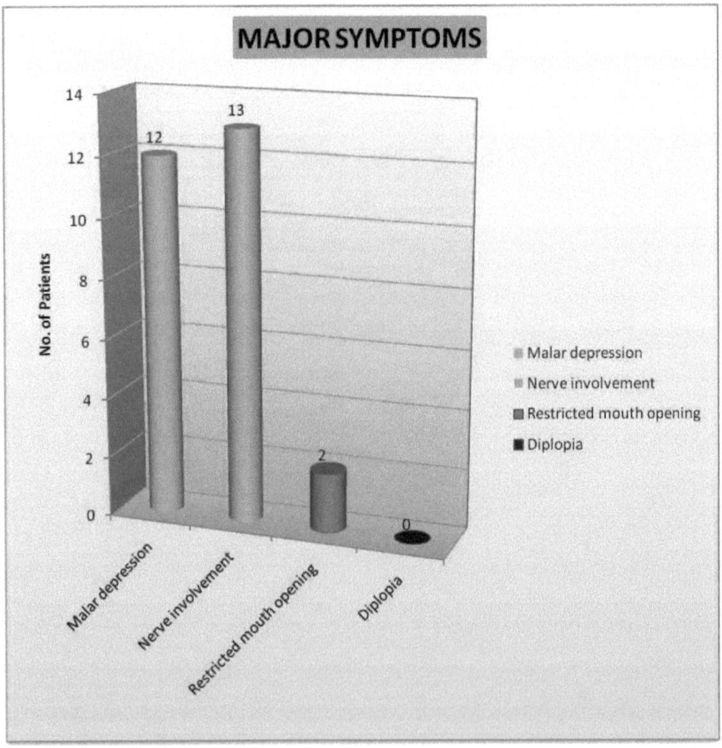
MAJOR SYMPTOMS
No. of Patients
12
13
2
0
Malar depression
Nerve involvement
Restricted mouth opening
Diplopia

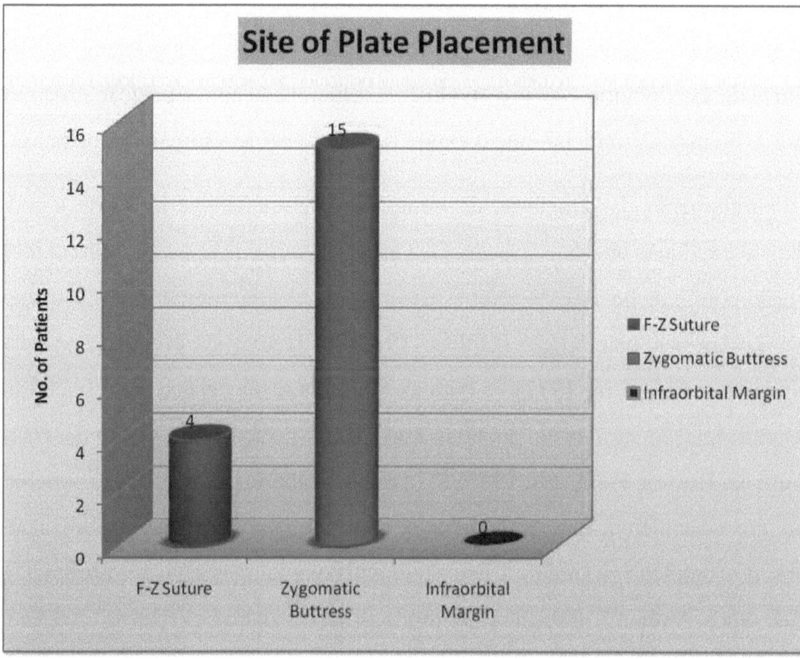
Site of Plate Placement
No. of Patients
16
14
12
10
8
6
4
2
0
4
15
0
F-Z Suture
Zygomatic Buttress
Infraorbital Margin
F-Z Suture
Zygomatic Buttress
Infraorbital Margin

# 9. DISCUSSÃO

As fracturas zigomáticas são uma das lesões faciais mais comuns. A elevada incidência destas fracturas está provavelmente relacionada com a posição proeminente do zigoma no esqueleto facial, que o expõe frequentemente a forças traumáticas.[58]

O tratamento das fracturas do complexo zigomático varia desde a redução indireta até à redução aberta e fixação. Os vários métodos de redução indireta incluem a elevação com gancho de osso através de uma abordagem percutânea (**Strohmeyer, 1844**)[115] , abordagem temporal (**Gillies, 1927**)[58] , técnica de **Keen**[58] e abordagem coronoide lateral (**Quinn, 1977**)[58] . Para as fracturas instáveis (ou seja, fracturas que apresentam rotação em torno do eixo horizontal, luxação em bloco ou fracturas cominutivas; **Rowe e Williams, 1985**)[115] , a redução aberta e a fixação são o método de eleição. Historicamente, muitos métodos têm sido utilizados para a estabilização das fracturas do complexo zigomático. Estes incluem o empacotamento antral com gaze ou balão de Shea-Anthony, fixação com pinos e hastes internas, fixação externa com pinos e fios de Kirschner,[115] fixação percutânea com fio e osteossíntese com fio.[98]

Na década de 1970 (**Michelet FX, 1973**[115] **; Champy M e Lodde JP, 1976**[115] ), a introdução da osteossíntese com miniplacas para o tratamento de fracturas do complexo zigomático revolucionou o tratamento. O uso de dispositivos rígidos de fixação óssea resultou em melhores resultados tanto em pacientes com traumas quanto em pacientes submetidos à cirurgia ortopédica maxilofacial. Os períodos de hospitalização e recuperação foram significativamente reduzidos. Os dispositivos metálicos de fixação óssea permitem geralmente a cicatrização primária da fratura, mas têm de ser removidos se ficarem expostos após perturbações na cicatrização da ferida, ou se causarem perturbações sensoriais ou reacções inflamatórias (**Orringer JS et al, 1998**).[138]

Recentemente, foram desenvolvidos novos materiais que combinam os benefícios da fixação rígida com as comodidades da biodegradação, evitando a necessidade de remoção do implante, minimizando o risco de outras complicações, tais como lesões por hardware em caso de refractura, sem interferência nas radiografias pós-operatórias e no diagnóstico e causando uma interferência mínima no crescimento craniofacial em crianças do que a osteossíntese convencional com miniplacas (**Turvey TA et al, 2002**).[142]

No presente estudo, 15 casos de fracturas do osso zigomático foram tratados por fixação interna com placas ósseas bioreabsorvíveis de copolímero (PDLLA/PGA) de 2,0 mm e parafusos de 2,0 mm de diâmetro e 7 mm de comprimento.

A abordagem intraoral do sulco bucal maxilar e, se necessário, extraoral da sobrancelha lateral, foi utilizada para expor, reduzir e fixar os segmentos fracturados sob anestesia. O acesso cirúrgico intra-oral à região do pilar zigomaticomaxilar foi efectuado através de uma incisão vestibular vestibular maxilar. **Michelet FX et al (1973)**[115] utilizaram a mesma abordagem para o acesso ao contraforte zigomaticomaxilar. Se a fratura fosse considerada instável após a fixação no pilar zigomático, a exposição era obtida na região da sutura fronto-zigomática através de uma incisão lateral na sobrancelha. Esta abordagem permite um acesso simples e rápido à zona frontozigomática. Caso se desenvolva uma cicatriz cirúrgica, esta é impercetível, uma vez que se encontra inteiramente dentro dos limites da sobrancelha. **Pozatek et al (1973)**[105] utilizaram a mesma abordagem para o acesso à área frontozigomática. Salientaram a importância das pregas naturais da pele e das linhas de tração no interior da pele. Esta sequência de tratamento de exposição e fixação no contraforte zigomático, seguida posteriormente pela abordagem lateral da sobrancelha, se necessário, está de acordo com as actuais diretrizes de tratamento para o tratamento de fracturas isoladas não cominutivas do zigoma (**Ellis E 3rd , 2005**).[58]

O presente estudo incluiu doentes adultos com idades compreendidas entre os 17 e os 60 anos, sendo a média de idades de 27,87 anos. Verificou-se uma clara predominância do sexo masculino. Este achado confirma os relatórios de **Lund K (1971)**[86] , **Ellis E et al (1985)**[45] e **Bataineh AB (1998)**[9] que obtiveram resultados semelhantes.

A principal etiologia das fracturas, neste estudo, foram os acidentes de viação, ou seja, 12 (86,67%). Em dois doentes (13,33%), a fratura ocorreu devido a uma lesão relacionada com o desporto e, noutro, foi uma agressão. O papel dos acidentes rodoviários como fator etiológico nas fracturas do complexo zigomático também foi identificado por **Tida et al (2001)**[140], **Muraoka T et al (1995)**[93] e **Bataineh AB (1998)**[9].

No nosso estudo, o achatamento pós-traumático da proeminência malar foi observado em 12 (80 %) casos devido à deslocação da fratura. **Ellis E et al (1985)**[45] analisaram 2.067 casos de fracturas zigomático-orbitais e documentaram depressão malar em 89% dos casos. **Lund K (1971)**[86] relatou depressão malar em 38 (61%) de 68 casos de fracturas zigomáticas. Tratou 36 pacientes, dos quais obteve bons resultados em 16 (44,4%) pacientes.

No presente estudo, o défice sensorial do nervo infra-orbital como sequela pós-traumática foi encontrado em 13 dos casos (86,67%). Este défice foi aliviado em 9 (69,23%) doentes, num período de acompanhamento de 6 meses, como resultado da descompressão do nervo. **Taicher S et al (1993)**[132] relataram distúrbios sensoriais do nervo infra-orbital em 153 (83,6%) pacientes de um total de 183 pacientes após fraturas simples isoladas do complexo zigomático. Eles encontraram uma maior taxa de recuperação do nervo com osteossíntese de miniplaca do que com outros métodos de tratamento. **Jungell P et al (1987)**[68] observaram parestesia do nervo infra-orbital em 56 casos (82%) de 68 casos de fracturas do complexo zigomaticomaxilar. Verificaram que 21 pacientes (42%) demonstraram persistência de algum distúrbio sensorial apesar do tratamento operatório.

Neste estudo, a abertura bucal restrita pós-traumática estava presente em 2 casos (13,33%). Isso foi interpretado clinicamente como um impacto do processo coronoide pelo osso zigomático deslocado, resultando em interferência nos movimentos mandibulares. A interferência foi aliviada pela redução dos segmentos fracturados para a sua posição correta, levando a uma melhoria da função mandibular. **Carr et al (1997)**[24] também observaram restrição da abertura da boca em 13 (17%) casos de fracturas do complexo orbitozigomático.

A diplopia é uma das queixas dos pacientes com fratura do complexo zigomático-orbital. Numa revisão de 2.067 fracturas do complexo zigomático, **Ellis E et al (1985)**[45] encontraram 5,4 a 74,5 % de incidência de diplopia. Complexo zigomático não deslocado 91

e as fracturas isoladas do arco zigomático tiveram a menor incidência de diplopia, enquanto as fracturas blow-out puras tiveram a maior incidência. **Larsen OD e Thomsen M (1978)**81 relataram que a incidência de diplopia foi de 1% numa série de 137 pacientes com fracturas zigomáticas. No presente estudo, a diplopia pós-traumática não foi observada em nenhum dos pacientes (0 %) devido à inclusão de fracturas simples isoladas do complexo zigomático.

No presente estudo, as placas de osteossíntese de copolímero (PDLLA/PGA) foram aquecidas num banho de água controlado termostaticamente a 55 °C durante pelo menos 1 minuto antes de se adaptarem ao local dos segmentos fracturados reduzidos. **Enislidis G et al (1998)**[50] e **Kris et al (2001)**76 sugeriram a utilização de calor para a moldagem de placas reabsorvíveis.

No presente estudo, não foi observada qualquer fratura da placa durante a manipulação e fixação. Esses resultados são comparáveis aos de **Enislidis G, Lagogiannis G et al (2005)**48. Eles utilizaram 84 placas (2,0mm) para a fixação de fraturas do osso zigomático com dispositivos biodegradáveis, que envolviam a realização de formas de onda, ângulos, torções e combinações destes. Os autores relataram uma incidência de zero por cento de fratura da placa durante a adaptação. Resultados semelhantes foram também registados por **Enislidis G et al (1998)**[50] e **Wood GD et al (2006)**.[151]

No presente estudo, ocorreram quatro fracturas da cabeça do parafuso durante o aperto. Foram feitos novos orifícios nos parafusos fracturados e foram colocados parafusos de emergência (2,5 mm de diâmetro). **Haers et al (1998)**[65] registaram resultados semelhantes. Fixaram 305 parafusos (100%) e referiram 275 parafusos (90,2%) com encaixe e cabeça de parafuso perfeitos. Em dois casos, as cabeças dos parafusos fracturaram e tiveram de ser feitos novos orifícios através dos parafusos fracturados com as placas in situ, tendo sido colocados parafusos de emergência nesses locais.

**Bostman et al (1990)**[16] utilizaram hastes de poliglicolida ou de copolímero de polilactida-glicolida colocadas intraósseo como material absorvível de fixação de fracturas. Estes autores relataram uma reação de corpo estranho clinicamente manifestada em 7,9% dos doentes. No presente estudo, nenhum doente referiu, no pós-operatório, acumulação de fluido, inchaço persistente ou seio de descarga no local da placa de osteossíntese de copolímero (PDLLA/PGA). **Enislidis G et al (2005)**[51] relataram resultados semelhantes, sem inchaço ou seio de descarga no local de implantação.

Uma das grandes vantagens da osteossíntese biodegradável é o facto de evitar a necessidade de um segundo procedimento cirúrgico para remoção do implante. No presente estudo, um paciente relatou infeção pós-operatória no local da fixação e consequente deiscência da ferida sem exposição do implante, uma semana após a cirurgia. Foi facilmente tratada com drenagem cirúrgica através da deiscência e um curso de antibióticos, sem a remoção do implante. **Enislidis G et al (2005)**[51] relataram os resultados da fixação de fracturas zigomáticas com sistema de osteossíntese de copolímero biodegradável numa série de 65 pacientes. Os autores encontraram uma taxa de complicações a curto prazo de 22,8 % e uma taxa de complicações a longo prazo de 9,4 %. Na primeira fase do estudo (de 0 a 6 meses de pós-operatório), 4 dos pacientes apresentaram deiscências intra-orais sem exposição do implante, 2 a 13 semanas de pós-operatório, e todas se resolveram após 1-4 semanas sem tratamento.

# 10. RESUMO E CONCLUSÃO

Num esforço para ultrapassar as desvantagens da osteossíntese convencional com miniplacas, os clínicos e os cientistas de polímeros conceberam e testaram uma grande variedade de dispositivos de homopolímeros e copolímeros ao longo das últimas décadas. O desenvolvimento de placas e parafusos biodegradáveis tem o potencial de oferecer aos clínicos o sistema de fixação ideal, que é biocompatível, adaptável, permite uma estabilidade adequada para alcançar a união óssea e, subsequentemente, reabsorve em tempo útil.[48]

No presente estudo, quinze pacientes adultos com fraturas do osso zigomático foram tratados para avaliar a eficácia do sistema de osteossíntese bioabsorvível. As placas ósseas de osteossíntese de copolímero utilizadas neste estudo eram do sistema 2.0 mm e os parafusos tinham 7 mm de comprimento.

A idade dos doentes no estudo variava entre os 17 e os 60 anos e todos eram do sexo masculino. A etiologia primária foi os acidentes rodoviários (86,67%), seguidos de lesões relacionadas com o desporto (13,33%).

As placas ósseas de osteossíntese bioreabsorvíveis de copolímero foram moldadas num banho de água controlado termostaticamente a 55 °C durante pelo menos 1 minuto, antes de adaptar as placas ao local de fixação. Nenhuma das placas fracturou durante a manipulação e fixação. O número de parafusos com encaixe perfeito e cabeça de parafuso intacta foi de 78 (95,12 %) num total de 82 parafusos. Este resultado revela propriedades de manuseamento satisfatórias.

No pós-operatório, apenas um doente referiu infeção no local de fixação da placa. No entanto, a infeção resolveu-se rapidamente após a drenagem através da abertura do seio de drenagem e um tratamento com antibióticos. Nenhuma das placas foi removida.

Assim, pode-se concluir que o sistema de osteossíntese com copolímero biodegradável é uma alternativa viável à osteossíntese convencional com miniplacas.

O sistema apresenta uma resistência adequada, complicações insignificantes, propriedades de manuseamento satisfatórias e bons resultados no tratamento de fracturas unilaterais isoladas do osso zigomático.

# BIBLIOGRAFIA

1. **Afzelius LE, Rosen C**. Fracturas do osso malar. Estudo de acompanhamento baseado num questionario. ORL J Otorhinolaryngol Relat Spec. 1979;41(4):227-33. Contra-referência de: Int J Oral Maxillofac Surg. 2006 Jun;35(6):499-505.

2. **Ahmad N, Lyles J, Panchal J**. Outcomes and complications based on experience with resorbable plates in pediatric craniosynostosis patients. J Craniofac Surg. 2008 maio;19(3):855-60.

3. **Ahn YS, Kim SG, Baik SM, Kim BO, Kim HK, Moon SY, Lim SH, Kim YK, Yun PY, Son JS**. Estudo comparativo entre placas reabsorvíveis e não reabsorvíveis em cirurgia ortognática. J Oral Maxillofac Surg. 2010Feb;68(2):287-92.

4. **Alpert B, Seligson D**. Remoção de placas ósseas assintomáticas utilizadas para cirurgia ortognática e fracturas faciais. J Oral Maxillofac Surg. 1996;54:618-21.

5. **Al-Sukhun J, Tornwall J, Lindqvist C, Kontio R**. As placas bioabsorvíveis de poli-L/DL-lactídeo (P [L/DL] LA 70/30) são fiáveis para a reparação de grandes defeitos ósseos da parede orbital inferior: Um estudo piloto. J Oral Maxillofac Surg. 2006;64:47- 55.

6. **Araujo MM, Waite PD, Lemons JE**. Análise da resistência da fixação da osteotomia Le Fort I: placas de titânio versus placas reabsorvíveis. J Oral Maxillofac Surg. 2001 Sep;59(9):1034-9.

7. **Banks P, Brown A.** Fractures of the facial skeleton (Fracturas do esqueleto facial). Oxford: Butterworth- Heinemann; 2001.

8. **Banovetz JD, Duvall AJ**. Fracturas zigomáticas. Otolaryngol Clin North Am. 1976;9:499-506.

9. **Bataineh AB**. Etiologia e incidência de fracturas maxilofaciais no norte da

Jordânia. Oral Surg Oral Med Oral Pathol Oral Radiol Endod. 1998;86:31-35.

10. **Bell RB e Kindsfater CS**. A utilização de placas e parafusos biodegradáveis para estabilizar fracturas faciais. J Oral Maxillofac Surg. 2006;64:31-39.

11. **Bergsma JE, Rozema FR, Bos RRM, Bruijin WCD**. Reacções de corpos estranhos a placas ósseas e parafusos de poli (L-lactídeo) utilizados para a fixação de fracturas zigomáticas instáveis. J Oral Maxillofac Surg. 1993 Jun; 51(6): 666-70.

12. **Bessho K, Iizuka T, Murakami K**. Um sistema de miniplaca e parafuso bioabsorvível de poli-L-lactídeo para osteossíntese em cirurgia oral e maxilofacial. J Oral Maxillofac Surg. 1997;95:941-6.

13. **Bos RRM, Rozema FR, Boering G, Leenslag JW**. Placas e parafusos reabsorvíveis de poli (L-lactídeo) para a fixação de fracturas zigomáticas. J Oral Maxillofac Surg. 1987;45:751-3.

14. **Bos RRM, Rozema FR, Boering G, Nijenhuis AJ, Pennings AJ, Jansen HW**. Placas e parafusos ósseos de poli (L-lactídeo) bioabsorvível - um estudo piloto em animais. Br J Oral Maxillofac Surg. 1989 Dec;27(6):467-76.

15. **Bos RRM, Rozema FR, Boering G, Nijenhuis AJ**. Placas e parafusos bioreabsorvíveis para fixação interna de fracturas mandibulares: Um estudo de seis cães. Int J Oral Maxillofac Surg. 1989;18:365-69.

16. **Bostman OM, Hirvensalo E, Makinen J, Rokkanen P**. Foreign body reactions to fracture fixation implants of biodegradable synthetic polymers. J Bone Joint Surg Br. 1990;72B:592-596.

17. **Bostman OM**. Alterações osteolíticas que acompanham a degradação de implantes de fixação de fracturas absorvíveis. J Bone Joint Surg Br. 1991 Jul;73(4):679-82.

18. **Bouwman JPB, Tuinzing DB, Kostense PJ**. Um estudo comparativo in vitro

sobre a fixação de osteotomias de divisão sagital com parafusos de Wurzburg, miniplacas de Champy e hastes Biofix (biodegradáveis). Int J Oral Maxillofac Surg. 1994 Feb; 23(1): 46-8.

19. **Brown JB, Fryer MP, McDowell F.** Estabilização interna com pinos de arame para fracturas do terço médio da face. Surg Gynecol Obstet. 1951;93:676.

20. **Buijs GJ, van der Houwen EB, Stegenga B, Bos RRM, Verkerke GJ.** Resistência mecânica e rigidez dos sistemas de osteofixação biodegradáveis e de titânio. J Oral Maxillofac Surg. 2007 Nov;65(11):2148-58.

21. **Buijs GJ, van der Houwen EB, Stegenga B, Bos RRM, Verkerke GJ**. Resistência à torção de parafusos biodegradáveis e de titânio: uma comparação. J Oral Maxillofac Surg. 2007 Nov;65(11):2142-47.

22. **Buijs GJ, van der Houwen EB, Stegenga B, Verkerke GJ, Bos RRM**. Resistência mecânica e rigidez do Sistema de Osteofixação biodegradável SonicWeld Rx. J Oral Maxillofac Surg. 2009 Abr;67(4):782-87.

23. **Canter HI, Mavili ME**. Parafusos biodegradáveis bicorticais para fixação rígida de fratura mandibular sagital dividida traumática. J Craniofac Surg. 2007 maio;18(3):626-9.

24. **Carr RM, Mathog RH**. Reparação precoce e tardia de fracturas do complexo orbito-zigomático. J Oral Maxillofac Surg. 1997;55:253-58.

25. **Cavusoglu C, Yavuzer R, Basterzi Y, Tuncer S, Latifoglu O**. Resorbable plate-screw systems: clinical applications. Turkish Journal of Trauma and Emergency Surgery. 2005 Jan;11(1):43-48.

26. **Champy M, Lodde JP, Kahn JL, Kielwasser P**. Tentativa de sistematização no tratamento das fracturas isoladas do osso zigomático: técnicas e resultados. J Otolaryngol. 1986 Feb;15(1):39-43.

27. **Champy M, Pape HD, Gerlach K, Lodde JP**. Fracturas da mandíbula. A

osteossíntese com miniplacas de Strasbourg. In: Schilli W, Kruger E. Traumatologia oral e maxilofacial. Quintessence Publishing Co Inc;1986.

28. **Cordewener FW, Bos RR, Rozema FR, Houtman WA**. Implantes de poli (L-lactido) para reparação de defeitos do pavimento orbital humano: imagens clínicas e de ressonância magnética; avaliação dos resultados a longo prazo. J Oral Maxillofac Surg. 1996 Jan;54(1):9-13.

29. **Cornah J, Wallace J.** Polydioxanone (PDS): um novo material para suspensão interna e fixação. Br J Oral Maxillofac Surg. 1988 Jun;26(3):250-254.

30. **Courtney DJ.** Abordagem do sulco bucal superior para o tratamento de fracturas do complexo zigomático: um estudo retrospetivo de 50 casos. Br J Oral Maxillofac Surg. 1999 Dec;37(6):464-6.

31. **Covington DS, Wainwright DJ, Teichgraeber JF, Parks DH**. Mudança de padrões na epidemiologia e tratamento das fracturas do zigoma: 10-year review. J Trauma. 1994 Aug;37(2):243-8.

32. **Cox T, Kohn MW, Impelluso T**. Análise computorizada de placas e parafusos de polímero reabsorvível para a fixação rígida de fracturas do ângulo mandibular. J Oral Maxillofac Surg. 2003 Apr;61(4):481-7.

33. **Cutright DE, Hunsuck EE, Beasley JD**. Redução de fracturas utilizando um material biodegradável, o ácido poliláctico. J Oral Surgery. 1971;29:393-97.

34. **Cutright DE, Hunsuck EE**. A reparação de fracturas do pavimento orbital utilizando ácido poliláctico biodegradável. Oral Surg. 1972;33:28-34.

35. **Cutright DE, Perez B, Beasley JD, Larson WJ, Posey WR**. Taxas de degradação de polímeros e copolímeros de ácidos poliláctico e poliglicólico. Oral Surg. 1974;37:142-152.

36. **Davidson J, Nickerson D, Nickerson B**. Fracturas zigomáticas: comparação de métodos de fixação interna. Plast Reconstr Surg. 1990;86(1):25-32.

37. **De Man KD, Bax WA**. A influência do modo de tratamento das fracturas do osso zigomático no processo de cicatrização do nervo infra-orbital. Br J Oral Maxillofac Surg. 1988 Oct;26(5):419-25.

38. **Dhol WS, Reyneke JP, Tompson B, Sandor GK**. Comparação da fixação de titânio e copolímero reabsorvível após impactação maxilar Le Fort I. Am J Orthod Dentofacial Orthop. 2008 Jul;134(1):67-73.

39. **Dietz A, Ziegler CM, Dacho A, Althof F, Conradt C, Kolling G, von Boehmer H, Steffen H**. Eficácia de uma nova folha perfurada de 0,15 mm de polipropil dioxanon versus malha dinâmica de titânio na reconstrução do pavimento orbital. J Craniomaxillofac Surg. 2001 Apr;29(2):82-8.

40. **Eckelt U, Nitsche M, Müller A, Pilling E, Pinzer T, Roesner D**. Fixação de pinos assistida por ultra-sons de materiais osteossintéticos biodegradáveis em cranioplastia para bebés com craniossinostose. J Craniomaxillofac Surg. 2007 Jun-Jul;35(4- 5):218-21.

41. **Edwards RC, Kiely KD, Eppley BL**. Técnicas de fixação reabsorvíveis para genioplastia. J Oral Maxillofac Surg. 2000 Mar;58(3):269-72.

42. **Edwards RC, Kiely KD, Eppley BL**. Fixação de osteotomias bimaxilares com placas e parafusos reabsorvíveis: experiência em 20 casos consecutivos. J Oral Maxillofac Surg. 2001 Mar;59(3):271-6.

43. **Edwards RC, Kiely KD, Eppley BL**. The fate of poly-L-lactic/polyglycolic acid (LactoSorb) bone fixation devices in orthognathic surgery. J Oral Maxillofac Surg. 2001Jan;59(1):19-25.

44. **Eisele DW, Duckert LG**. Estabilização de ponto único de fracturas zigomáticas com a placa de minicompressão. Arch Otolaryngol Head Neck Surg. 1987;113(3):267-270.

45. **Ellis E, el-Atter A, Moos KF**. Uma análise de 2.067 casos de fratura zigomático-orbital. J Oral Maxillofac Surg. 1985;43:417-428.

46. **Ellis E, Kittidumkerng W**. Análise do tratamento de fracturas isoladas do complexo zigomaticomaxilar. J Oral Maxillofac Surg. 1996 Abr;54(4):386-400.

47. **Ellis E.** Fracturas do complexo e arco zigomático. In: Fonseca RJ, Walker RV, Betts NJ, Barber HD, Powers MP, editores. Oral and Maxillofacial Trauma. 3rd ed. St. Louis: Elsevier Saunders; 2005. p.571-642.

48. **Enislidis G, Lagogiannis G, Wittwer G, Glaser C, Ewers R**. Fixação de fracturas zigomáticas com um sistema de osteossíntese de copolímero biodegradável: resultados a curto e longo prazo. Int J Oral Maxillofac Surg. 2005;34:19-26.

49. **Enislidis G, Pichorner S, Kainberger F, Ewers R**. Painel e parafusos Lactosorb para reparação de grandes defeitos do pavimento orbital. J Craniomaxillofac Surg. 1997 Dec;25(6):316-21.

50. **Enislidis G, Pichorner S, Lambert F, Wagner A, Kainberger F, Kautzky M, Ewers R**. Fixação de fracturas zigomáticas com um novo sistema de osteossíntese de copolímero biodegradável. Resultados preliminares. Int J Oral Maxillofac Surg. 1998 Oct;27(5):352-5.

51. **Enislidis G, Yerit K, Wittwer G, Kohnke R, Schragl S, Ewers R**. Placas e parafusos biodegradáveis auto-reforçados para fixação de fracturas zigomáticas. J Craniomaxillofac Surg. 2005;33:95-102.

52. **Eppley BL, Morales L, Wood R, Pensler J, Goldstein J, Havlik RJ, Habal M, Losken A, William JK, Burstein F, Rozzelle AA, Sadove AM.** Placa de PLLA-PGA reabilitável e fixação de parafuso em cirurgia craniofacial pediátrica: experiência clínica em 1883 pacientes. Plast Reconstr Surg 2004;114(4):850-7.

53. **Eppley BL, Sadove AM, Havlik RJ**. Fixação de placa reabsorvível em cirurgia craniofacial pediátrica. Plast Reconstr Surg. 1997;100:1-7.

54. **Eppley BL, Sarver D, Pietrzak B**. Teste biomecânico de parafusos

reabsorvíveis utilizados para osteotomias de divisão sagital mandibular. J Oral Maxillofac Surg. 1999 Dec;57(12):1431-5.

55 **Fedorowicz Z, Nassor M, Newton JT, Oliver RJ**. Placas reabsorvíveis versus placas de titânio para cirurgia ortognática. Cochrane Database Syst Rev. 2007 Apr 18;(2):CD006204.

56. **Ferretti C, Reyneke JP**. Osteotomias de divisão sagital da mandíbula fixadas com parafusos biodegradáveis ou de titânio: um estudo prospetivo e comparativo da estabilidade pós-operatória. Oral Surg Oral Med Oral Pathol Oral Radiol Endod. 2002 May;93(5):534-7.

57. **Finlay PM, Ward-Booth RP, Moos KF**. Morbidade associada ao uso de pacotes antrais e pinos externos no tratamento da fratura instável do complexo zigomático. Br J Oral Maxillofac Surg. 1984 Feb;22(1):18-23.

58. **Fonseca RJ, Walker RV, Betts NJ, Barber HD, Powers MP**. Oral and Maxillofacial Trauma. 3rd ed. St. Louis: Elsevier Saunders; 2005.

59. **Freddo AL, Rodrigo SM, Massotti FP, Etges A, de Oliveira MG**. Efeito da terapia laser de baixa intensidade após implantação de ácido poli-L-lático/poliglicólico no fémur de ratos. Lasers Med Sci. 2009 Sep;24(5):721-8.

60. **Genecov DG, Kremer M, Agarwal R, Salyer KE, Barcelo CR, Aberman HM, Opperman LA**. Norian craniofacial repair system: compatibility with resorbable and nonresorbable plating materials (Sistema de reparação craniofacial Norian: compatibilidade com materiais de revestimento reabsorvíveis e não reabsorvíveis). Plast Reconstr Surg. 2007 Nov;120(6):1487-95.

61. **Gerlock AJ, Sinn DP**. Correlação anatómica, clínica, cirúrgica e radiográfica da fratura do complexo zigomático. Am J Roentgenol. 1977;128:235-38.

62. **Getter L, Cutright DE, Bhaskar SN, Augsburg JK**. Um aparelho intraósseo

biodegradável no tratamento de fracturas mandibulares. J Oral Surg. 1972;30:344-8.

63. **Gosain AK, Song L, Corrao MA, Pintar FA**. Biomechanical evaluation of titanium, biodegradable plate and screw, and cyanoacrylate glue fixation systems in craniofacial surgery. Plast Reconstr Surg. 1998;101(3):582-91.

64. **Guo S, Wang J, Fan C, Ni W, Zeng B, Li X**. Estudo do fabrico e da biocompatibilidade de uma placa de ácido poli-D,L-lático contendo rhBMP-2. Zhongguo Xiu Fu Chong Jian Wai Ke Za Zhi. 2008 Feb;22(2):173-7.

65. **Haers PE, Sailer HF**. Placas e parafusos biodegradáveis auto-reforçados de poli-L/DL-lactide em cirurgia ortognática bimaxilar: estabilidade esquelética a curto prazo e falhas relacionadas com o material. J Craniomaxillofac Surg. 1998 Dec;26(6):363-72.

66. **Heidemann W, Gerlach KL.** Imagiologia de materiais de osteossíntese biodegradáveis por ultra-sons. Radiologia Dentomaxilofacial. 2002 maio;31(3):155- 8.

67. **Jones JK, Van Sickels JE**. Fixação rígida: uma revisão de conceitos e tratamento de fracturas. Oral Surg Oral Med Oral Pathol. 1988 Jan;65(1):13-8.

68. **Jungell P, Lindqvist C**. Paraestesia do nervo infra-orbital após fratura do complexo zigomático. Int J Oral Maxillofac Surg. 1987 Jun;16(3):363-7.

69. **Kallela I, Iizuka T, Salo A, Lindqvist C**. Fixação de fracturas mandibulares anteriores com parafusos de polilactida biodegradáveis: um relatório preliminar. J Oral Maxillofac Surg. 1999 Feb;57(2):113-8.

70. **Kallela I, Laine P, Suuronen R, lizuka T, Pirinen S, Lindqvist C**. Estabilidade esquelética após avanço mandibular e fixação rígida com parafusos biodegradáveis de polilactida. Int J Oral Maxillofac Surg. 1998 Feb;27(1):3-8.

71. **Kallela I, Laine P, Suuronen R, Ranta P, Iizuka T, Lindqvist C**.

Cicatrização do local da osteotomia após osteotomia sagital da mandíbula e fixação rígida com parafusos biodegradáveis de polilactida. Int J Oral Maxillofac Surg. 1999 Jun;28(3):166-70.

72. **Karlan MS, Cassissi NJ**. Fracturas do zigoma. Arch Otolaryngol. 1979;105:320-27.

73. **Kellman RM, Schilli W.** Fixação com placa das fracturas da face média e superior. Otolaryngology Clinics of North America. 1987 Aug;20(3):559-72.

74. **Kim MG, Kim BK, Park JL, Minn KW, Baek RM, Han KN**. O uso de fixação de placa bioabsorvível para fracturas nasais sob anestesia local através de lacerações abertas. J Plast Reconstr Aesthet Surg. 2008 Jun;61(6):696-9.

75. **Kontio R, Ruuttila P, Lindroos L, Suuronen R, Salo A, Lindqvist C, Virtanen I, Konttinen YT.** Implantes biodegradáveis de polidioxanona e poli (l/d) lactido: um estudo experimental sobre a resposta dos tecidos peri-implantares. Int J Oral Maxillofac Surg. 2005 Oct;34:766-76.

76. **Kris SM, Weisman RR**. Fixação reabsorvível em cirurgia plástica facial e reconstrutiva da cabeça e pescoço: um relatório inicial sobre implantes de ácido poliláctico. Laryngoscope 2001;110(10):1697-1701.

77. **Kristensen S, Tveteras K**. Fracturas zigomáticas: classificação e complicações. Clin Otolaryngol Allied Sci. 1986 Jun;11(3):123-9.

78. **Kruger E, Schilli W**. Traumatologia oral e maxilofacial. Quintessence Publishing Co Inc;1986.

79. **Kulkarni RK, Moore EG, Hegyeli AF, Leonard F**. Polímeros de poli (ácido lático) biodegradáveis. J Biomed Mater Res. 1971;5:169-181.

80. **Kulkarni RK, Pani K, Neuman C, Leonard F**. Ácido poliláctico para implantes cirúrgicos. Arch Surg. 1966;93:839-43.

81. **Larsen OD, Thomsen M**. Fracturas zigomáticas: um estudo de

acompanhamento de 137 pacientes. Scand J Plast Reconstr Surg. 1978;12:59-63. Contra-referência de: Mathog RH. Maxillofacial trauma. Michigan: Williams and Wilkins; 1984.

82. **Levant BA, Gardner Berry D, Snow RS**. Uma fixação craniomaxilar melhorada. British Journal of Plastic Surgery. 1969;22:288.

83. **Lewis AF, Jordan JR, Parsell DE, Kosko M**. Comparação da força de extração de parafusos reabsorvíveis na cartilagem laríngea de cadáveres humanos utilizando diferentes diâmetros de broca. Head Neck. 2008 Nov;30(11):1464-8.

84. **Lovald ST, Khraishi T, Wagner J, Baack B**. Otimização da conceção mecânica de dispositivos de fixação bioabsorvíveis para fracturas ósseas. J Craniofac Surg. 2009 Mar;20(2):389-98.

85. **Marcelo MA, Waite PD, Lemons JE**. Análise da resistência da fixação da osteotomia LeFort I: placas de titânio versus placas reabsorvíveis. J Oral Maxillofac Surg. 2001;59:1034-39.

86. **Mathog RH.** Traumatismo maxilofacial. Michigan: Williams and Wilkins; 1984.

87. **Matsunaga RS, Simpson W, Toffel PH**. Protocolo simplificado para o tratamento de fracturas malares. Arch Otolaryngol.1977;103:535-38. Contra-referência de: Mathog RH. Maxillofacial trauma. Michigan: Williams and Wilkins; 1984.

88. **Matsusue Y, Hanafusa S, Yamamuro T, Shikinami Y, Ikada Y**. Reação tecidular de uma haste bioabsorvível de poli (L-lactídeo) de ultra alta resistência. Um estudo a longo prazo em coelhos. Clinical Orthopaedics and Related Research. 1995;317:246-
5 3.

89. **McManners J, Moos KF, El-Attar A**. A utilização de fixação biodegradável

na osteotomia sagital dividida e vertical sub-sigmoide da mandíbula: Um relatório preliminar. Br J Oral Maxillofac Surg. 1997 Dec;35(6):401-5.

90. **Michelet FX, Deymes J, Dessus B**. Osteossíntese com placas aparafusadas em miniatura na cirurgia maxilo-facial. J Maxillofac Surg. 1973;79-84.

91. **Moberg LE, Nordenram A, Kjellman O**. Libertação de metal de placas utilizadas no tratamento de fracturas do maxilar. Um estudo piloto. Int J Oral Maxillofac Surg. 1989 Oct;18(5):311-4.

92. **Mollaoglu N, Centiner S, Alpaslan C, Gultekin SE, Alpar R**. A resposta precoce dos tecidos aos parafusos de titânio e LactoSorb. Dent Traumatol. 2003 Jun;19(3):139-44.

93. **Muraoka T, Nakai Y, Nakagawa K, Yoshioka N, Nakaki Y, Yabe T, Hyodo T, Kamo R, Wakami S**. Estatísticas de quinze anos e observação de fracturas de ossos faciais. Osaka City Med J. 1995 Dec;41(2):49-61.

94. **Nakamura T, Shimizu Y, Okumura N**. Tumourigenicity of poly-L-lactide (PLLA) plates compared with medical grade polyethylene (Tumourigenicidade de placas de poli-L-lactídeo (PLLA) em comparação com polietileno de qualidade médica). Journal of Biomedical Materials Research. 1994;28:17-25.

95. **Nieminen T, Rantala I, Hiidenheimo I, Keranen J, Kainulainen H, Wuolijoki E, Kallela I**. Propriedades degradativas e mecânicas de um novo sistema de placas reabsorvíveis durante um acompanhamento de 3 anos in vivo e in vitro. J Mater Sci Mater Med. 2008 Mar;19(3):1155-63.

96. **Obwegeser J A**. Osteossíntese com Poli-p-dioxanon biodegradável (PDS II) em osteotomia Le Fort I sem fixação intermaxilar pós-operatória. J Craniomaxillofac Surg. 1994 Jun; 22(3): 129-37.

97. **Park MS, Aryan HE, Ozgur BM, Jandial R, Taylor WR**. Estabilização da coluna cervical anterior com polímero bioabsorvível em fusões de um e dois níveis. Neurosurgery 2004;54(3):631-35.

98. **Peterson LJ.** Princípios de cirurgia oral e maxilofacial. Hamilton (Ontário): BC Decker; 2004.

99. **Pietrzak WS, Eppley BL.** Um estudo experimental da adaptação ao calor de malhas e placas craniofaciais bioabsorvíveis. J Craniofac Surg. 2007 maio;18(3):540-5.

100. **Pietrzak WS, Eppley BL.** O efeito da moldagem intra-operatória a alta temperatura na fixação craniofacial bioabsorvível de PLLA-PGA. J Craniofac Surg. 2006 Sep;17(5):920-5.

101. **Pietrzak WS.** O arrefecimento rápido através da transição vítrea aumenta transitoriamente a ductilidade dos copolímeros PGA/PLLA: um mecanismo proposto e implicações para os dispositivos. J Mater Sci Mater Med. 2007 Sep;18(9):1753-63.

102. **Pilling E, Meissner H, Jung R, Koch R, Loukota R, Mai R, Reitemeier B, Richter G, Stadlinger B, Stelnicki E, Eckelt U.** Um estudo experimental da estabilidade biomecânica de materiais reabsorvíveis fixados por ultra-sons (SonicWeld Rx+Resorb-X) e aparafusados (Resorb-X) para osteossíntese no tratamento de craniossinostose simulada em ovinos. Br J Oral Maxillofac Surg. 2007 Sep;45(6):451-6.

103. **Piotrowski WP, Mayer-Zuchi U.** A utilização de poliglactina 910-polidioxanon no tratamento de defeitos do teto orbital. J Oral Maxillofac Surg. 1999 Nov;57(11):1301-5.

104. **Pospisil OA, Fernando TD.** Revisão da incisão de blefaroplastia inferior como uma abordagem cirúrgica para fracturas orbitais zigomáticas. Br J Oral Maxillofac Surg. 1984;22:261-68.

105. **Pozatek ZW, Leonard BK, Walter CG.** Fracturas do complexo zigomático: uma avaliação do tratamento cirúrgico com especial ênfase na abordagem da sobrancelha. J Oral Surg. 1973;31:141-48.

106. **Qua Yle AA, El-Bradawl H**. Estudos clínicos e experimentais com uma ligadura transóssea reabsorvível. Br J Oral Maxillofac Surg. 1984;22:24-29.

107. **Quereshy FA, Goldstein JA, Goldberg JS, Deg Z**. A eficácia da fixação bioresorvível na reparação de fracturas mandibulares: um estudo em animais. J Oral Maxillofac Surg. 2000 Nov;58(11):1263-9.

108. **Quti L, Harri P, Sukura A, Bostman D**. Visualização electronmicroscópica de transmissão da degradação e fagocitose de um parafuso de poli-L-lactido no osso esponjoso: um estudo experimental a longo prazo. J Biomed Mater Res. 2002;61:33-9.

109. **Raghoebar GM, Liem RS, Bos RR, Van der Wall JE, Vissink A**. Parafusos reabsorvíveis para fixação de enxertos ósseos autólogos. Clin Oral Impl Res. 2006;17:288-293.

110. **Ravindranathan N, Yeo JF, Loh FE**. Cegueira traumática após uma fratura malar. Br J Oral Maxillofac Surg. 1989;27:301-5.

111. **Reher P, Duarte GC**. Miniplacas na região fronto-zigomática. Um estudo anatómico. Int J Oral Maxillofac Surg. 1994;23:273-5.

112. **Reichwein A, Schicho K, Moser D, Seemann R, Poeschl P, Baumann A, Ewers R**. Experiências clínicas com osteossíntese reabsorvível guiada por ultra-sons e estável em ângulo na região panfacial. J Oral Maxillofac Surg. 2009 Jun;67(6):1211-7.

113. **Ricalde P, Caccamese J, Norby C, Posnick JC, Hartman MJ, von Fraunhofer JA**. Análise da resistência de 6 sistemas de implantes reabsorvíveis: o aquecimento afecta a curva tensão-deformação? J Oral Maxillofac Surg. 2008 Dec;66(12):2493-7.

114. **Ricalde P, Engroff S L, Fraunhofer JAV, Posnick JC**. Análise da resistência da fixação interna de titânio e reabsorvível num modelo de mandibulotomia. J Oral Maxillofac Surg. 2005;63:1180-83.

115. **Rowe NL, William JL**. Lesões maxilofaciais. 1st ed. Edinburgh: Churchill Livingstone; 1985.

116. **Rowe NL, William JL**. Lesões maxilofaciais. 2nd ed. Edinburgh: Churchill Livingstone; 1994.

117. **Rozema FR, Levendag PC, Bos RRM, Boering G, Pennings AJ**. Influência de placas e parafusos ósseos reabsorvíveis de poli(L-lactídeo) nas distribuições de dose dos feixes de radioterapia. Int J Oral Maxillofac Surg. 1990 Dec;19(6):374-6.

118. **Sayler KE, Bardach J, Squier CA, Kelly KM**. A comparative study of the effects of biodegradable and titanium plating systems on cranial growth and structure: experimental study in beagles. Plast Reconstr Surg. 1994;93:705-13.

119. **Schliephake H, Lehmann H, Kunz U, Schmelzeisen R**. Achados ultra-estruturais em tecidos moles adjacentes a placas de titânio utilizadas no tratamento de fracturas do maxilar. Int J Oral Maxillofac Surg. 1993 Feb; 22(1): 20-5.

120. **Schotland C, Spiessl B**. Resultados do tratamento de fracturas do osso da face. Estudos de seguimento de 300 casos. Aktuelle Traumatol. 1984 Jun;14(3):97-100.

121. **Senel FC, Tekin US, Imamoglu M.** Tratamento de fratura mandibular com placa biodegradável em criança: relato de um caso. Oral Surg Oral Med Oral Pathol Oral Radiol Endod. 2006;101:448-450.

122. **Shetty V, Caputo AA, Kelso I**. Caraterísticas da força de torção-axial dos parafusos SR- PLLA. J Craniomaxillofac Surg. 1997 Feb;25(1):19-23.

123. **Smyth AG**. Uma miniplaca modificada para utilização em fracturas do complexo malar. Br J Oral Maxillofac Surg. 1995;33:169-70.

124. **Souyris F, Caravel JB**. Osteossíntese com parafusos e placas em cirurgia

maxilofacial e craniofacial. Ann Chir Plast. 1974 Jan;19(2):131-7.

125. **Stanley RB**. O arco zigomático como guia para a reconstrução de fracturas malares cominutivas. Arch Otolaryngol Head Neck Surg. 1989;115:1459-62.

126. **Suuronen R, Haers PE, Lindqvist C, Sailer HF**. Atualização sobre placas bioreabsorvíveis em cirurgia maxilofacial. Facial Plastic Surgery. 1999;15(1):61-70.

127. **Suuronen R, Kallela I, Lindqvist C**. Placas e parafusos bioabsorvíveis: estado atual da arte na reparação de fracturas faciais. J Craniomaxillofac Trauma. 2000;6(1):19-27.

128. **Suuronen R, Manninen MJ, Pohjonen T, Laitinen O, Lindqvist C**. Osteotomia mandibular fixada com placas e parafusos biodegradáveis: um estudo em animais. Br J Oral Maxillofac Surg. 1997 Oct;35(5):341-8.

129. **Suuronen R, Pohjonen T, Hietanen J, Lindqvist C**. Um estudo in vitro e in vivo de 5 anos sobre a biodegradação de placas de polilactida. J Oral Maxillofac Surg. 1998;56:604-14.

130. **Suuronen R**. Dispositivos biodegradáveis de fixação de fracturas em cirurgia maxilofacial. Int J Oral Maxillofac Surg. 1993;22:50-57.

131. **Suuronen R**. Comparação de parafusos absorvíveis auto-reforçados de poli-L-láctido e parafusos metálicos na fixação de osteotomias do côndilo mandibular: um estudo experimental em ovinos. J Oral Maxillofac Surg. 1991 Sep;49(9):989-95.

132. **Taicher S, Ardekian L, Sanet N**. Recuperação do nervo infra-orbital após fracturas do complexo zigomático: um estudo preliminar de diferentes métodos de tratamento. Int J Oral Maxillofac Surg. 1993;22:339-41.

133. **Tajima S**. Fracturas do osso malar: fracturas experimentais no crânio seco e distúrbios sensoriais clínicos. J Maxillofac Surg. 1977 Jun;5(2):150-6.

134. **Tams J, Otten B, Loon JV, Bos RRM**. Um estudo informático da mobilidade da fratura e da tensão em placas biodegradáveis utilizadas para a fixação de fracturas mandibulares. J Oral Maxillofac Surg. 1999 Aug;57(8):973-81.

135. **Tams J, Rozema FR, Bos RR, Roodenburg JLN, Nikkels PGJ, Vermey A**. Placas e parafusos de osso poli (L-lactido) para fixação interna de osteotomias de balanço mandibular. Int J Oral Maxillofac Surg. 1996 Feb;25(1):20-4.

136. **Tarabichi M**. Redução transsinusal e fixação de um ponto de fracturas malares. Arch Otolaryngol Head Neck Surg. 1994;120(6):620-625.

137. **Tasca RA, Sherman IW, Wood GD**. Fratura da cartilagem da tiroide: Tratamento com placas biodegradáveis. Br J Oral Maxillofac Surg. 2008 Mar;46(2):159-60.

138. **A importância da utilização de fixações biodegradáveis em pediatria Cirurgia Craniofacial** [Internet]. Tampere (Finlândia): **Inion OY**, Laakarinkatu 2, FIN33520 . Availablefrom : http://www.inion.com/about_inion/en_GB/white_papers/

139. **Thoma K, Pajarola GF, Gratz KW, Schmidlin PR**. Análogo de raiz bioabsorvível para o encerramento de comunicações oroantrais após extração dentária: um estudo prospetivo de casos e coortes. Oral Surg Oral Med Oral Pathol Oral Radiol Endod. 2006;101:558-564.

140. **Tida S, Kogo M, Sogiura T**. Etiologia das fracturas faciais. Int J Oral Maxillofac Surg. 2001;30(4):286.

141. **Tuncer S, Yavuzer R, Kandal S, Demir YH, Ozmen S, Latifoglu O, Atabay K**. Reconstrução de fracturas traumáticas do pavimento orbital com placa de malha reabsorvível. J Craniofac Surg. 2007 maio;18(3):598-605.

142. **Turvey TA, Bell RB, Tejera TJ, Proffit WR**. A utilização de placas e parafusos ósseos biodegradáveis auto-reforçados em cirurgia ortognática. J Oral

Maxillofac Surg. 2002 Jan;60(1):59-65.

143. **Uckan S, Veziroglu F, Soydan SS, Uckan E**. Comparação da estabilidade de sistemas de fixação reabsorvíveis e de titânio através da análise de elementos finitos após cirurgia de avanço maxilar. J Craniofac Surg. 2009 maio;20(3):775-9.

144. **Vert M, Christel P, Chabot F, Leray J**. Materiais plásticos bioreabsorvíveis para cirurgia óssea. In: Hastings GW, Ducheyne P. Macromolecular biomaterials. Boca Raton, FL: CRC Press;1984. p.119-42. Contra-referência de Int J Oral Maxillofac Surg. 1993;22:50-7.

145. **Vriens JP, van der Glas HW, Bosman F, Koole R, Moos KF**. Informação sobre danos no nervo infra-orbital a partir de testes múltiplos da função sensorial. Int J Oral Maxillofac Surg. 1998 Feb;27(1):20-6.

146. **Vriens JP, van der Glas HW, Moos KF, Koole R**. Função do nervo infra-orbital após tratamento de fracturas do complexo orbitozigomático. Uma abordagem multiteste. Int J Oral Maxillofac Surg. 1998 Feb;27(1):27-32.

147. **Wessberg GA, Wolford LM, Zerdecki JW, Epker BN**. Considerações oftalmológicas no trauma maxilofacial. Anatomia e avaliação diagnóstica. Int J Oral Surg. 1981;10:236-46.

148. **Wittenberg JM, Witternberg RH, Hipp JA**. Propriedades biomecânicas de placas e parafusos reabsorvíveis de poli-L-lactídeo: uma comparação com sistemas tradicionais. J Oral Maxillofac Surg. 1991;49:512-16.

149. **Wittwer G, Adeyemo WL, Voracek M, Turhani D, Ewers R, Watzinger F, Enislidis G**. Uma avaliação da aplicação clínica de três materiais de osteossíntese biodegradáveis diferentes para a fixação de fracturas zigomáticas. Oral Surg Oral Med Oral Pathol Oral Radiol Endod. 2005;100:656-660.

150. **Wittwer G, Adeyemo WL, Yerit K, Voracek M, Turhani D, Watzinger F, Enislidis G**. Complicações após a fixação da fratura do zigoma: existe alguma

diferença entre os materiais biodegradáveis e como se comparam com a osteossíntese de titânio? Oral Surg Oral Med Oral Pathol Oral Radiol Endod. 2006;101:419-25.

151. **Wood GD**. Placas biodegradáveis de Inion: o primeiro século. Br J Oral Maxillofac Surg. 2006;44:38-41.

152. **Yee KF, Cravens J, Kotler R.** Oftalmoplegia traumática: uma complicação das fracturas do complexo zigomaticomaxilar. Revisão da etiologia com relato de um caso invulgar. Laryngoscope 1975 Mar;85(3):570-5.

153. **Yerit KC, Enislidis G, Schopper C, Turhani D, Wanschitz F, Wagner A, Watzinger F, Ewers R**. Fixação de fracturas mandibulares com placas e parafusos biodegradáveis. Oral Surg Oral Med Oral Pathol Oral Radiol Endod. 2002 Sep;94(3):294-300.

154. **Yerit KC, Hainich S, Enislidis G, Turhani D, Klug C, Wittwer G, Ockher M, Undt G, Kermer C, Watzinger F, Ewers R**. Fixação biodegradável de fracturas mandibulares em crianças: estabilidade e resultados iniciais. Oral Surg Oral Med Oral Pathol Oral Radiol Endod. 2005;100:17-24.

155. **Zachariades N, Mezitis M, Anagnostopoula D**. Mudança de tendências no tratamento de fracturas do complexo zigomaticomaxilar: uma avaliação de 12 anos dos métodos utilizados. J Oral Maxillofac Surg. 1998;56:1152-56.

156. **Zide MF, Wu J**. A colocação de parafusos acima da sutura zigomaticofrontal. J Oral Maxillofac Surg. 1990;48:813-16.

157. **Zingg M, Chowdhury K, Ladrach K, Vuillemin T, Sutter F, Raveh J**. Tratamento de 813 fracturas do complexo orbital lateral do zigoma. Novos aspectos. Arch Otolaryngol Head Neck Surg. 1991;117:611-20.

# TRATAMENTO DAS FRACTURAS DO OSSO ZIGOMÁTICO COM PLACAS E PARAFUSOS BIODEGRADÁVEIS

## INTRODUÇÃO

A osteossíntese com miniplaca é a modalidade de tratamento testada ao longo do tempo na gestão de fracturas faciais .[1]

Atualmente, a maioria dos cirurgiões orais e maxilofaciais utiliza placas de titânio para a fixação de fragmentos ósseos[2] . Existem, no entanto, desvantagens inerentes à fixação rígida ou semi-rígida, nomeadamente a perturbação do crescimento, a migração da placa, a necessidade de remoção subsequente, a compatibilidade com futuras necessidades de imagiologia, a palpabilidade a longo prazo e a sensibilidade térmica .[1]

Uma miniplaca ideal para o tratamento de fracturas faciais deve ter uma resistência e versatilidade adequadas. Deve ser não tóxica para permitir a cicatrização óssea, não interferir com a imagiologia, funcionar enquanto o osso cicatriza e reabsorver quando a tarefa tiver sido cumprida[6] . As placas e parafusos biodegradáveis têm como objetivo oferecer aos clínicos um sistema que seja biocompatível, adaptável, que permita uma estabilidade adequada para alcançar a união óssea e que, subsequentemente, seja reabsorvido em tempo útil .[1]

As principais vantagens do novo material foram referidas como sendo a sua maleabilidade quando aquecido, permitindo uma rápida adaptação à superfície óssea e evitando uma segunda operação para remoção do implante[11] . Além disso, não interfere com as futuras necessidades de imagiologia .[1]

Num esforço para ultrapassar as desvantagens da osteossíntese metálica, os clínicos e os cientistas de polímeros conceberam e testaram uma grande variedade de dispositivos de homopolímeros e copolímeros ao longo das últimas duas décadas[12] . Numerosos insucessos[7-9,13,14] , levaram à conclusão de que os dispositivos de homopolímero têm propriedades de degradação desfavoráveis e são susceptíveis de causar reacções de corpo estranho clinicamente aparentes, independentemente da localização do implante.

As placas biodegradáveis de copolímeros são constituídas por polímeros de ácido lático (PLA) e ácido glicólico (PGA) que se degradam por hidratação controlada por difusão, cujos produtos são absorvidos pelos macrófagos e finalmente eliminados através do ciclo de Kreb[10] . A recente mistura destes polímeros com carbonato de trimetileno para aumentar a sua flexibilidade permitiu o desenvolvimento de um material biocompatível, bioreabsorvível e adequado para o tratamento de fracturas faciais .[10,15]

A implantação de parafusos e placas biodegradáveis em áreas de suporte de carga, como o contraforte zigomaticomaxilar, representa um desafio biomecânico significativo para a estabilidade do implante[3-5,7] . Para assegurar uma biodegradação clinicamente inaparente, é necessária uma espessura adequada dos tecidos em redor dos implantes de polímero. Por conseguinte, as fracturas zigomáticas parecem ser a indicação mais exigente para os dispositivos de osteossíntese biodegradáveis .[12]

**FINALIDADES E OBJECTIVOS: -**

O estudo tem por objetivo avaliar a viabilidade e a utilização de um sistema de osteossíntese biodegradável para a fixação de fracturas do osso zigomático na população desta região da Índia.

## MATERIAIS E MÉTODOS:-

Quinze pacientes que apresentem fracturas unilaterais instáveis do osso zigomático serão selecionados aleatoriamente entre os pacientes que se apresentam no Departamento de Cirurgia Oral e Maxilofacial, Guru Nanak Dev Dental College & Research Institute, Sunam, independentemente da casta, credo, idade, sexo e estatuto socioeconómico. O diagnóstico será confirmado com base na história, no exame clínico e radiológico.

Todos os pacientes serão tratados sob anestesia para acesso aberto, redução e fixação no contraforte zigomático. O sistema de osteossíntese de copolímero biodegradável de 2,0 mm será utilizado para fixação sob visão direta. Os pacientes serão acompanhados para avaliação da cicatrização óssea e dos tecidos moles por um período mínimo de seis meses.

CRITÉRIOS DE EXCLUSÃO :-

1. Doentes não aptos para a cirurgia.

2. Doentes com fracturas cominutivas, fracturas não deslocadas, fracturas estáveis após redução.

3. Doentes que apresentem uma infeção ativa no local de colocação da placa.

4. Doentes com doenças endócrinas e imunidade comprometida.

## REVISÃO DA LITERATURA

**Hollinger JO (1983)** efectuou um estudo preliminar sobre o potencial osteogénico de um copolímero biodegradável de polilactida (PLA) e poliglicolida (PGA). O copolímero foi implantado em defeitos ósseos criados experimentalmente nas tíbias de 25 ratos. Defeitos semelhantes foram feitos nos úmeros dos mesmos ratos e estes defeitos não receberam implantes de copolímero. Aquando da avaliação, os defeitos tratados com implantes de copolímero apresentaram uma cicatrização comparativamente mais rápida. Não foram observadas respostas adversas do tecido hospedeiro a nível histológico.

**Bos R, Boering G, Rozema F e Leenslag J (1987)** avaliaram a utilização de placas e parafusos reabsorvíveis de poli (L-lactídeo) para a fixação de fracturas zigomáticas em dez pacientes. Os seus resultados mostraram que este método de fixação proporciona uma boa estabilidade durante um período suficientemente longo para permitir uma consolidação da fratura sem perturbações.

**Bos R et al (1989**) avaliaram a utilização de placas e parafusos de osteossíntese bioabsorvíveis de poli(L-lactídeo) para a fixação de fracturas do osso zigomático em dez pacientes. O estudo demonstrou que as placas e os parafusos de PLLA garantem uma osteossíntese estável das fracturas do osso zigomático durante um período de tempo adequado e permitem uma cicatrização sem perturbações da fratura.

**Bergsma E, Rozema F, Bos R, De Brujin W (1993)** estudaram os resultados a longo prazo em dez pacientes tratados por Bos et al (1987), com placas e parafusos reabsorvíveis de poli (L-lactídeo) para fracturas zigomáticas solitárias, instáveis e deslocadas. Três anos após a cirurgia, quatro pacientes retornaram porque estavam preocupados com um inchaço intermitente no local da implantação. Os demais pacientes foram chamados de volta após o mesmo período pós-operatório. Todos os doentes foram examinados clinicamente e seis doentes foram novamente operados para avaliação do inchaço e para investigar a natureza da reação tecidular. O material explantado apresentava restos de PLLA degradado rodeados por uma cápsula fibrosa densa. A tumefação foi classificada como uma reação inespecífica de corpo estranho ao material de PLLA degradado. A investigação ultra-estrutural do material degradado mostrou uma internalização de material de PLLA semelhante a cristais no citoplasma de várias células.

**Eppley BL, Sadove M, Havlik RJ (1997)** utilizaram placas ósseas reabsorvíveis compostas por um copolímero de ácidos poliláctico e poliglicólico, estabilizadas na posição com microparafusos metálicos, para a reconstrução de deformidades craniofaciais pediátricas em 100 pacientes. Não foram observadas complicações com esta utilização, incluindo infeção, reacções dos tecidos moles sobrejacentes, instabilidade reconstrutiva ou osteólise subjacente à volta dos parafusos, conforme determinado por radiografias simples pós-operatórias aos 6 meses e 1 ano de pós-operatório.

**Enislidis G et al (1998)** realizaram um estudo preliminar sobre a fixação de fracturas zigomáticas com um sistema de osteossíntese de copolímero biodegradável em 27 pacientes com fracturas zigomáticas. No período de acompanhamento de seis meses, os primeiros dez pacientes apresentaram uma cicatrização óssea clínica e radiológica sem problemas. Não se registaram complicações relacionadas com o implante. Os autores descreveram como principais vantagens do novo material a sua maleabilidade quando aquecido, permitindo uma rápida adaptação à superfície óssea, e o facto de evitar uma segunda cirurgia para remoção do implante.

**Ensilidis et al (2005)** realizaram um estudo sobre os resultados a curto e longo prazo da fixação de fracturas zigomáticas numa série de 65 pacientes com um sistema de osteossíntese de copolímero biodegradável. Todas as complicações associadas ao material biodegradável puderam ser consideradas menores e foram resolvidas com a utilização de procedimentos cirúrgicos menores ou medidas conservadoras. Os resultados indicam que o tratamento de fracturas zigomáticas com material de osteossíntese biodegradável não tem efeitos adversos importantes a longo prazo para além do tempo total de reabsorção do material.

# BIBLIOGRAFIA


1. **Bell RB, Kindsfater CS**. A utilização de placas e parafusos biodegradáveis para estabilizar fracturas faciais. J Oral Maxillofac Surg 2006; 64: 31-39

2. **Bhatt V, Langford RJ**. Remoção de miniplacas em cirurgia maxilofacial: University Hospital Birmingham experience. J Oral Maxillofac Surg 2003; 61: 553-556

3. **Bergsma E, Rozema F, Bos R, De Brujin W**. Reacções de corpos estranhos a placas e parafusos ósseos reabsorvíveis de poli(L-lactido) utilizados para a fixação de fracturas zigomáticas instáveis. J Oral Maxillofac Surg 1993; 51: 666-673

4. **Bergsma E, De Brujin W, Rozema F Bos R, Boering G**. Late degradation tissue response to poly(L-lactide) bone plates and screws. Biomaterials 1995; 16: 25-31

5. **Bos R, Boering G, Rozema F, Leenslag J**. Placas e parafusos reabsorvíveis de poli(L-lactídeo) para a fixação de fracturas zigomáticas. J Oral Maxillofac Surg 1987; 45: 751-753

6. **Bos R, Rozema F, Boering G, Nijenhuis AJ, Pennings AJ, Verwey AB**. Placas e parafusos bio-absorvíveis para fixação interna de fracturas mandibulares. Um estudo em seis cães. Int J Oral Maxillofac Surg 1989; 18: 365-369

7. **Bos R**. Complicações tardias da osteossíntese com placa bioreabsorvível de poli(L-lactídeo). J Oral Maxillofac Surg 1993; 51: 190-191

8. **Bostman O, Hirvensalo E, Makin J, Rokkanen P**. Foreign body reaction of fracture fixation implants of biodegradable synthetic polymers. J Bone Joint Surg Br 1990; 72: 592-596

9. **Bostman O**. Osteolytic changes accompanying degradation of absorbable fracture fixation implants (Alterações osteolíticas que acompanham a degradação de implantes de fixação de fracturas absorvíveis). J Bone Joint Surg Br 1991; 69: 615-619

10. **Bostman OM,** Pihlajamaki HK. Reacções adversas dos tecidos aos dispositivos de fixação bioabsorvíveis. Clin Orthop 2000; 371: 216-227.

11. **Ensilidis G et al (1998).** Fixação de fracturas zigomáticas com um novo sistema de osteossíntese de copolímero biodegradável: Resultados preliminares. Int J Oral Maxillofac Surg 1998; 27: 352-355

12. **Ensilidis G et al (2005).** Fixação de fracturas zigomáticas com um sistema de osteossíntese de copolímero biodegradável: resultados a curto e longo prazo. Int J Oral Maxillofac Surg 2005; 34: 19-26.

13. **Ewers R, Foster H**. Resorbierbare Osteosynthesematerialien. Eine tierexperimentalle Studie. Dtsch Z Mund Kiefer Gesichtchir 1985; 9: 196-201

14. **Friden T, Rydholm U**. Sinovite asséptica grave do joelho após fixação interna biodegradável. Ata Orthop Scand 1992; 63: 94-97

15. **Peltoniemi HH, Hallikainen D, Toivonen T, Waris T** . Mini-implantes de SR-PLLA e SR-PGA: biodegradação e reacções tecidulares na calvária e na dura-máter. J Craniomaxillofac Surg 1999; 27: 42-50

# RESUMO


## INTRODUÇÃO

Existem desvantagens inerentes à fixação rígida ou semi-rígida, nomeadamente a perturbação do crescimento, a migração da placa, a necessidade de remoção subsequente, a compatibilidade com futuras necessidades de imagiologia, a palpabilidade a longo prazo e a sensibilidade térmica .[1]

As placas e os parafusos biodegradáveis têm como objetivo oferecer aos clínicos um sistema que seja biocompatível, adaptável, que permita uma estabilidade adequada para alcançar a união óssea e que, subsequentemente, seja reabsorvido em tempo útil .[1]

## FINALIDADES E OBJECTIVOS: -

O estudo tem como objetivo avaliar a viabilidade e a utilização de um sistema de osteossíntese biodegradável para a fixação de fracturas do osso zigomático na população desta região da Índia.

## MATERIAIS E MÉTODOS:-

Quinze pacientes que apresentem fracturas instáveis unilaterais do osso zigomático serão selecionados aleatoriamente. Todos os pacientes serão tratados sob anestesia para acesso aberto, redução e fixação no contraforte zigomático. O sistema de osteossíntese de copolímero biodegradável de 2,0 mm será usado para fixação sob visão direta. Os pacientes serão acompanhados para avaliação da cicatrização óssea e dos tecidos moles por um período mínimo de seis meses.

# RESUMO

## INTRODUÇÃO

Existem desvantagens inerentes à fixação rígida ou semi-rígida, nomeadamente a perturbação do crescimento, a migração da placa, a necessidade de remoção subsequente, a compatibilidade com futuras necessidades de imagiologia, a palpabilidade a longo prazo e a sensibilidade térmica.

As placas e parafusos biodegradáveis têm como objetivo oferecer aos clínicos um sistema que seja biocompatível, adaptável, que permita uma estabilidade adequada para alcançar a união óssea e que, subsequentemente, seja reabsorvido em tempo útil.

## MATERIAIS E MÉTODO

Quinze pacientes que apresentavam fracturas unilaterais instáveis do osso zigomático foram selecionados aleatoriamente entre os pacientes que se apresentaram no Departamento de Cirurgia Oral e Maxilofacial do Guru Nanak Dev Dental College & Research Institute, Sunam, independentemente da casta, credo, idade, sexo e estatuto socioeconómico. O diagnóstico foi confirmado com base na história, no exame clínico e radiológico.

Todos os pacientes foram tratados sob anestesia para acesso aberto, redução e fixação no contraforte zigomático. Foi utilizado um sistema de osteossíntese de copolímero biodegradável de 2,0 mm para fixação sob visão direta. Os pacientes foram acompanhados para avaliação da cicatrização óssea e dos tecidos moles por um período mínimo de seis meses.

## OBSERVAÇÕES E RESULTADOS

A idade dos doentes no estudo variava entre os 17 e os 60 anos e todos eram do sexo masculino. A etiologia primária foi os acidentes rodoviários (86,67%), seguidos de lesões relacionadas com o desporto (13,33%).

Nenhuma das placas fracturou durante a manipulação e fixação. O número de parafusos com encaixe perfeito e cabeça de parafuso intacta foi de 78 (95,12 %) num total de 82 parafusos. Este resultado revela propriedades de manuseamento satisfatórias.

No pós-operatório, apenas um doente referiu infeção no local de fixação da placa. No entanto, a infeção resolveu-se rapidamente após a drenagem através da abertura do seio de drenagem e um tratamento com antibióticos. Nenhuma das placas foi removida.

## RESUMO E CONCLUSÃO

Conclui-se que o sistema de osteossíntese com copolímero biodegradável é uma alternativa viável à osteossíntese convencional com miniplacas. O sistema apresenta uma resistência adequada, complicações insignificantes, propriedades de manuseamento satisfatórias e bons resultados no tratamento de fracturas unilaterais isoladas do osso zigomático.

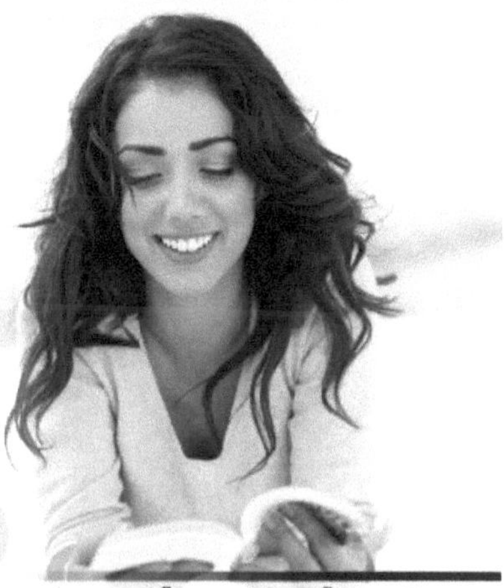

MIX
Papier aus verantwortungsvollen Quellen
Paper from responsible sources
FSC® C105338

Printed by Books on Demand GmbH, Norderstedt / Germany